1日3分

楽しむだけで
勝手に目がよくなる！

ガボール・アイ

眼科医／医学博士
平松 類

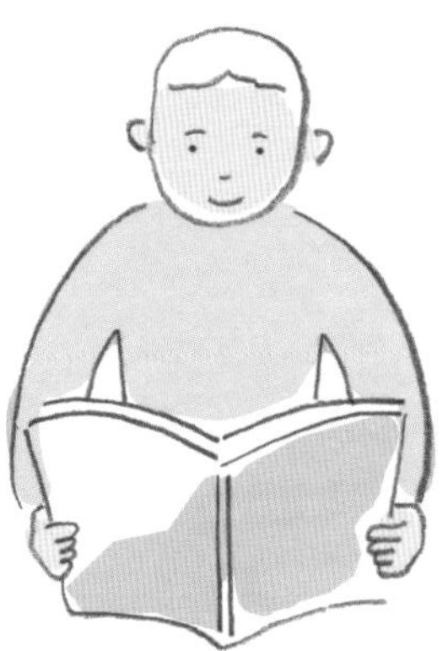

まずは次の縞模様をよく見てください。
ぼんやりとではなく、
集中してよく見てみましょう。

いかがですか？
不思議と目の奥が刺激されて、視野が広がった感覚を
得られたのではないでしょうか？
そう、この縞模様が世界で唯一、
科学的に証明された「ガボール・パッチ※」です。
そして、この「ガボール・パッチ」を使った
視力回復法が「ガボール・アイ」です。

※脳を使った視力回復法として

「ガボール・アイ」で回復できる視力は、
近視・老眼・乱視・遠視…を問いません。
またお子さんからご高齢の方まで年齢も問いません。

従来の視力回復法は、近視には効いても
老眼には効かないなど、症状別に
対応しなければならないものがほとんどでした。

でも、「ガボール・アイ」なら、
これらのどんな症状にも、
どんな年齢の方にも効果があるのです。

なぜなら、「ガボール・アイ」は、
脳に働きかける視力回復法だからです。

目から入った情報を
脳が処理する能力を鍛える、
それが「ガボール・アイ」です。

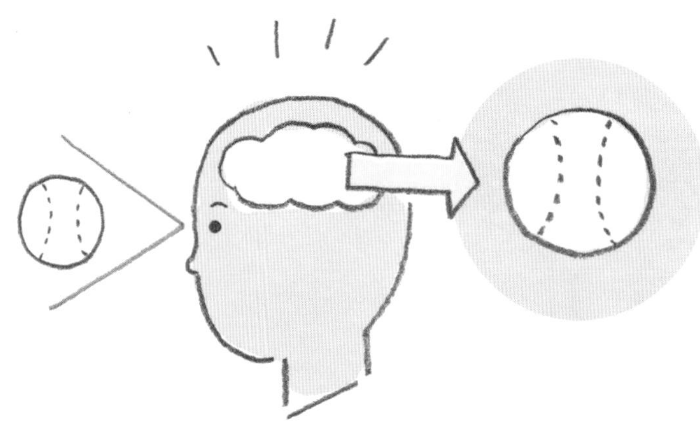

「ガボール・アイ」で使用する「ガボール・パッチ」は、
物理学者のデニス・ガボール博士によって、
脳の「視覚野」に影響するようにつくられた図形です。
目から入った情報の処理能力が上がるのですから、
遠くが見えない近くが見えないといった見え方に
関係なく、見えるようになるというわけです。
だから**「ガボール・パッチ」を**
見るだけで視力が回復します。
しかも、**1日3分、**
まずは2週間続けるだけでいい。
とはいえ、この図形を見続けるというだけでは、
飽きたり、集中力がもたなかったりするもの。
そこで、毎日集中して「ガボール・パッチ」を
見ることができるような工夫を凝らしました。

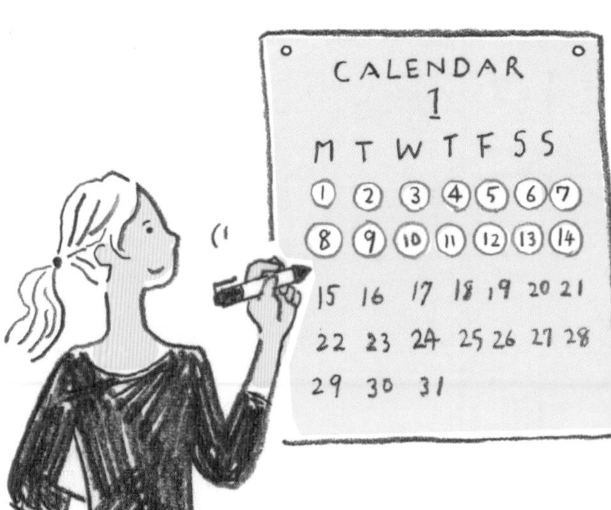

次のなかから好きな縞模様を選び、それと同じ縞模様を全部探し出してください。全部見つけ終わったら、別の縞模様を選び、同じことを繰り返してください。

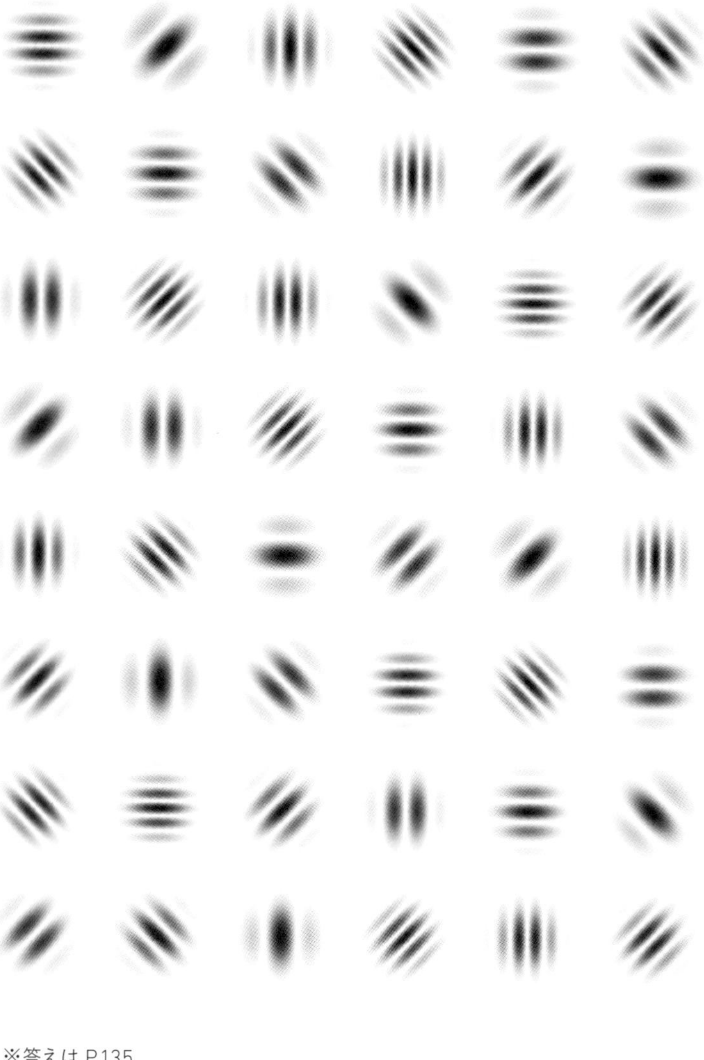

※答えは P.135

いかがでしたか？
集中して図形を見ることができたのではないでしょうか？
このやり方を紹介した前著『ガボール・アイ』は
おかげさまで多くの読者の方に愛される
ベストセラーとなりました。
ただし、次のようなご要望もいただきました。

①もっと続けやすくしてほしい
②もっとたくさん載せてほしい

そこで、さらに工夫に工夫を
重ねたのが本書です。
試しに、次ページを体験してみてください。

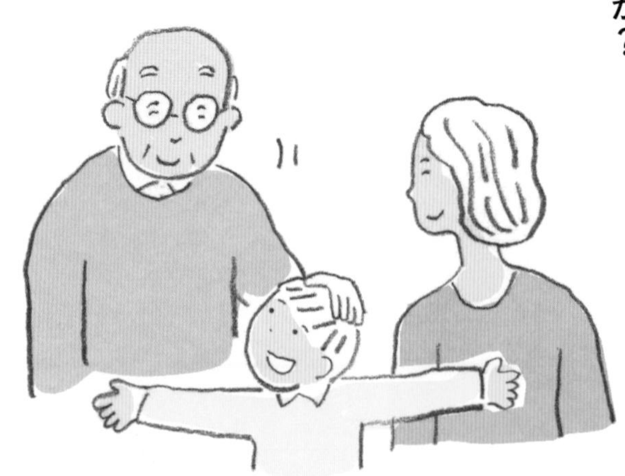

下記の順をくり返しながらゴールまで進んでください。

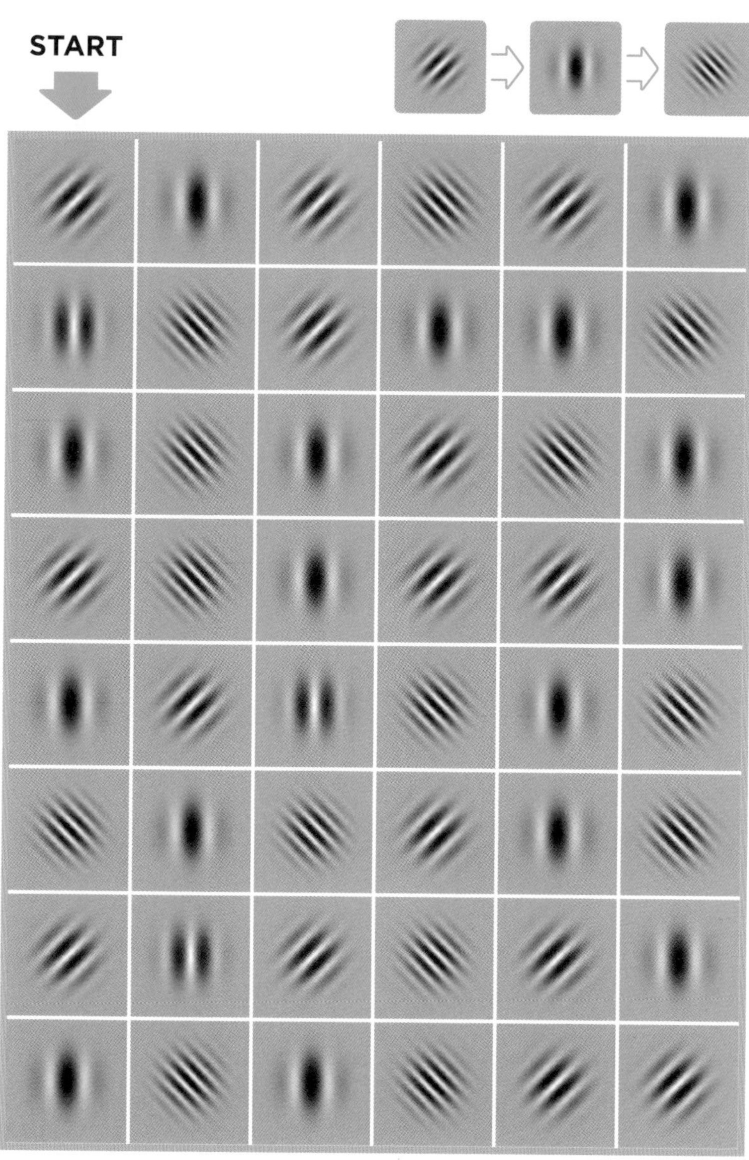

※答えは P.132

いかがですか？
かなり集中して取り組めたのではないでしょうか？
本書ではこのような楽しんで取り組める問題を、
たくさん用意し、

①もっと続けやすくしてほしい

というご要望にお応えしました。

ところで、あなたはこのパズル解けましたか？
解けなくてもがっかりしないでください。
なぜなら、視力回復のためには、
「ガボール・パッチ」を集中して見る
ということだけが重要だからです。
しかも1日3分でOKですから、
3分で解けなかったら、また次の日に挑戦すればいいのです。
頑張って集中して解こうとするその姿勢が視力回復のカギです。

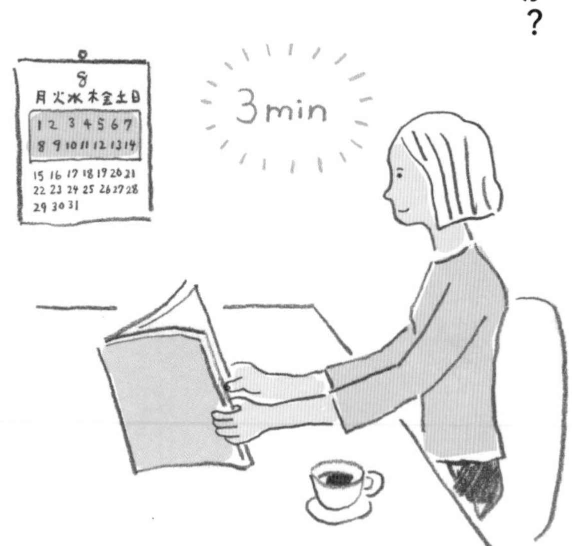

さて、本書ではこのような問題を紙幅のゆるす限り掲載し、

②もっとたくさん載せてほしい

というご要望にもお応えしました。

掲載したのは、全部で56問。

「ガボール・アイ」は、視力回復効果を高めるために、
最初の2週間はできれば毎日、もしくは2日に1回。
その後は週に2〜3回を目安に続けてもらうことをおすすめしています。
実際のところは、2週間続けて、その後何もしなくても
効果が半年続いたというデータもあるのですが、
効果は人それぞれですから少しずつでも続けてほしい。

この1冊を使えば2ヵ月〜6ヵ月ほど
トレーニングが可能です。ぜひおおいに活用してください。

では、準備はよろしいでしょうか？
さっそく、はじめてみましょう。

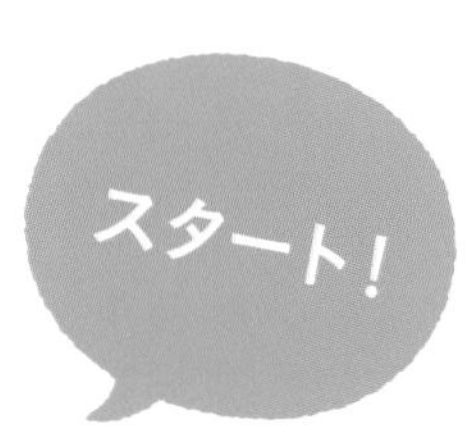

ガボール・アイのやり方 4つのポイント

Point 1

1日1回、3分程度でOK

1日1回、3〜10分、行ってください。
ぼんやりと10分行うよりは、
むしろ集中して3分行うほうが効果的です。
また、集中して行っていただければ、
問題を解き終わる必要はありません。

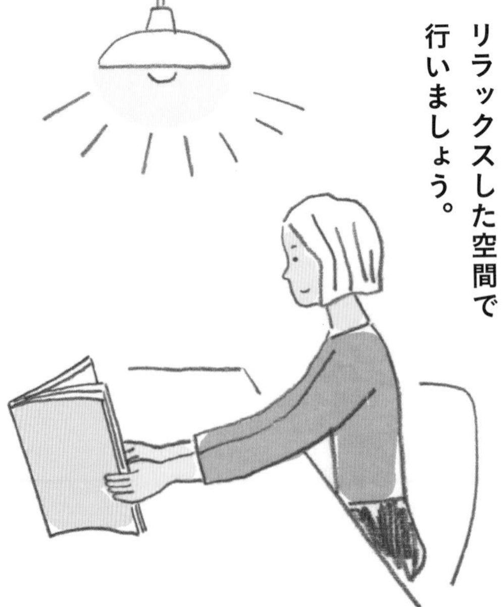

Point 2

落ち着いた空間で行いましょう

「ガボール・アイ」は
集中してガボール・パッチの縞模様を
見ることがポイントです。
ですから、余裕のない時間帯ではなく、
できれば夕方〜夜、
リラックスした空間で
行いましょう。

Point 3 まずは2週間、行いましょう

最初の2週間は軌道にのせるために
できれば毎日行いましょう。
また、2週間チャレンジの前後で
ぜひ視力を測ってみてください。
効果が目に見えるので、モチベーションも高まります。

Point 4 コンタクトやメガネ、老眼鏡をしたままでOK

重要なのは、集中して
ガボール・パッチの縞模様を見ることです。
ぼやけて集中して見えないのでしたら、
コンタクトレンズやメガネ、
老眼鏡をしたままで
行ってOKです。

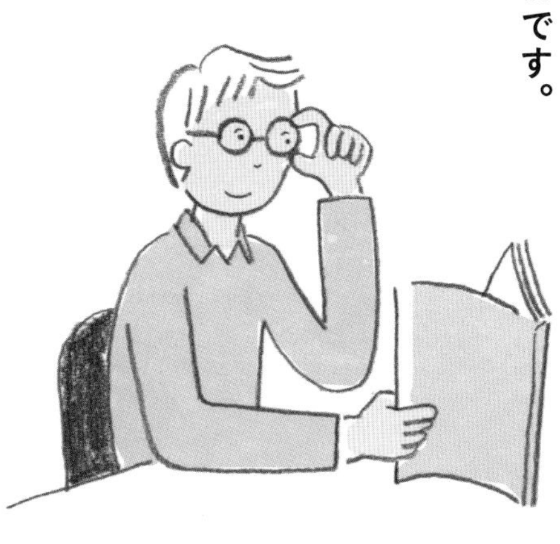

体験者の声

楽しみながらこんなに目がよくなるなんて！

22人のモニターに、本書の「ガボール・アイ」を2週間、体験してもらいました！ 体験前と体験後で視力を測定。すると、22人中、18人の視力がアップ！ 裸眼視力「0.7→1.2」、矯正視力「0.6→1.2」、老眼視力「0.7→1.0」など、さまざまな効果が認められました。そこで、ここでは体験したみなさまのさまざまな声をお届けします。

老眼が0・3アップして1・0に！ 老眼鏡を買う前に出合いたかった！

中山光司（40代・男性）

40代半ばになって、老眼を感じるようになり、最近では混雑する電車でスマホを見ることもつらくなってきたため、ついに初めての老眼鏡を購入したところです。

ガボール・アイの存在を知り、試したところすぐに効果が実感できました。

継続的に行わないと元の状態に戻ってしまうため、毎日の習慣にしないといけませんが、1日3分、いくつかの模様を目で追うだけなので何の苦もなく誰でも続けられます。

老眼鏡を買う前に出合いたかった！

両目の視力が0・5もアップ！続けていると明らかに目の調子がいい！

国仲友紀（20代・女性）

4〜5日続けたあたりから、見え方が改善してきた実感があります。近視&乱視ですが、いつも見ている本棚の背表紙の文字がうまく見えるようになりました。

また、ガボール・アイを続けていると、日ごろからなんとなく視力を気にするようになり、スマホの見過ぎをやめようと思って、通勤時間に本を読むようになったのもよかったです。

続けていると明らかに目の調子がいいので、今後も仕事の合間に見ようと思います。

いろいろな問題があって、「次はどんなのかな？」とワクワクしながらできた！

佐藤麻衣（40代・女性）

色んな問題があって次はどんなのかなと楽しくできました！　視力も左目1・0↓1・5、右目0・8↓0・9にアップ！

たった3分でも習慣化するのは難しいかなと思っていましたが、ポケット版があったのでとっても助かりました。時間がないときはスキマ時間にスマホで、時間があるときはゆっくり本でできたのがよかったです。

ガボール・パッチの図形自体も、「これ見てると視力が上がるのか…」とつい見てしまうような不思議な魅力がありました。

ダマされたと思ってやってみたら近眼も老眼もどっちも大幅アップ！

矢部正幸（50代・男性）

だまされたと思って、ちょっとだけ試してみました。ページごとに趣向が凝らしてあって、楽しみながらできましたし、最低1日3分やれば、ページの途中でやめても問題ないとのことでしたので、飽きっぽい私でも続けることができました。

結果は右目0・4→0・6、左目0・5→0・7。老眼視力も、右目0・4→0・9、左目0・8→1・0。これほど目に見える効果があるなんて！　当分は継続してみたいと思います。目指せ！　眼鏡なしの人生！

毎日やらなくても、視力が向上して両目でくっきり見えるようになった！

笠原真由子（40代・女性）

仕事が忙しくて毎日見ることができず、また、PC仕事で毎日目を酷使したり、寝る前にスマホを見たり、目にはよくない生活だったのに、無事視力が向上してうれしいです。仕事もひと段落したので、あらためて、毎日少しずつ継続して取り組もうと思います。

じっと見ていると、前よりも1つひとつがくっきり見えるようになってきました。両目でくっきり見えるようになったら、片目ずつにしてみたり、工夫次第で目の筋肉にさまざまな負荷をかけれるのもよかったです。

12歳の娘の視力がアップ！ゲームっぽいから楽しくできた！

今田美紀子（40代・女性）

12歳の娘の結果です。やる前は、裸眼視力が両方とも0・1だったのですが、やったあと、両方とも0・2になりました。メガネをかけた矯正視力は、左目が0・4から0・6にアップしました！

以前の「ガボール・アイ」も娘にやってもらいましたが、今回のゲームっぽい「ガボール・アイ」のほうが楽しくできたみたいです。正直、2週間も続くかなと思ったのですが、続けられたのでよかったです。

77歳で視力と老眼視力両方アップ！この歳でも効果あった！

杉浦千恵子（70代・女性）

最初は、娘にいわれて渋々始めたのですが、問題形式なので解くのが面白く、集中して取り組めました。

私の年齢で視力が上がるとは正直、思ってもいませんでしたが、視力も老眼視力も両目とも0・1ほど視力が上がり、その結果に満足しています。

認知症にも効果ありと聞き、俄然やる気が出ましたので、これからも続けていきたいと思っています。

はじめに

本書は、**脳を刺激することで視力を無理なく向上させる、楽しい〝トレーニングブック〟**です。**近眼、老眼、乱視、遠視などの改善効果に加え、認知症の予防効果まで期待できます。**

そんなに守備範囲の広い本が、なぜ生まれたのか。私の経歴からお話ししましょう。

私は眼科専門医として病院に勤務し、延べ15万人以上の患者さんのお悩みに寄り添ってきました。

近視や老眼の患者さんたちはみな、「視力を少しでもよくしたい」と、〝藁(わら)にもすがる思い〟で視力回復法を探しておられます。ですから私も、本当に効果がある視力回復法を求めて、国内外の医学論文や医学雑誌などを長年探し続けてきました。

そこで、ようやくたどりついたのが「ガボール・パッチ」だった、というわけです。

「ガボール・パッチ」とは特殊な縞模様の画像を使った画像のことで、ノーベル賞を受賞した学者が考案したものです。その後、ガボール・パッチを用いた視力回復法は、カリフォルニア大学をはじめ、世界の権威ある研究機関でその効果が科学的に証明され、全米中で話題となりました。そして私も、この視力回復法を**「ガボール・アイ」**と名付け、被験者を募り、実験を何度も重ねてきました。

顕著な効果を実際に確認し、そこで得た知見を一冊のトレーニングブックとして凝縮させたのが、2018年に刊行された『1日3分見るだけでぐんぐん目がよくなる！ガボール・アイ』（小社刊）です。おかげさまで、同書は多くのご好評をいただき、30万部突破のベストセラーへと成長しました。

また読者のみなさんから、喜びの声をはじめ、さまざまなご感想や、さらなるご要望もいただきました。なかでも多かったのは、「違うガボール・パッチでもっと訓練したい」「続編がほしい」というリクエストです。

そこで、今までの「ガボール・アイ」のメソッドに、**ゲーム性、エンターテインメント性**をさらに加えた一冊を出版する運びとなりました。それが、この本です。

「1日わずか3分間」の訓練をたった2週間続けるだけで、手術や薬などに頼ることなく、視力回復の効果を見込めます。（※個人差があります）

もちろん「訓練」といっても、大変な労力を要するものではありません。やさしいパズルを解くように、ワクワクしながら向き合うだけで十分です。

『スキマ時間にパズルを楽しむこと』を、新たな日課としてみる」
それくらい、ゆったりとした気持ちではじめてみてください。
もちろん本書の制作にあたっては、多くの一流のプロの手を借りて、第一作目をはるかに上回る作品を目指しました。
人気パズル作家・北村良子さんの協力を仰いだのも、第一作目との大きな違いです。
実際、試作品をモニターさんに試してもらったところ、「とても楽しく、前向きな気持ちで取り組み続けることができた」と、とても好評でした。
また、22人の被験者を対象に2週間の訓練結果を検証したところ、22人中18人に効果が認められました。
なかでも9人に顕著な効果が認められ、裸眼視力が「0・7→1・2」、矯正視力が「0・6→1・2」と、大幅に視力がアップした例も見られました。
第一作目を上回る〝トレーニングブック〟に進化したことは、間違いありません。
また、お忙しい方でも続けていただけるように、**スマホ版**もご用意しました。
より多くのみなさまに届きますよう、心から願っています。
年齢も視力も問わない、ゲーム感覚の「ガボール・アイ」、ぜひ楽しんでみてください。
そして、もし効果を感じられたら、あなたの大切な人と、ご一緒にどうぞ。

目次

Part 1 なぜ「ガボール・アイ」は効果があるの？

※本書は眼科治療をしていない人が対象の視力回復法です。
※視力回復には個人差があります。
※ガボール・アイで不調を感じた場合は、すぐに中止してください。
※視力が0・1以下の方は効果が限定的です。

ガボール・アイ Pocket パスワード

QRコード（P.158）からスマホ・タブレット・PC版の「ガボール・アイ」をお楽しみいただけます。以下のパスワードでお入りください。

Password
SBCr_gabor

Part 1

なぜ「ガボール・アイ」は効果があるの？

近視、遠視、乱視、老眼…さまざまな目の状態に効果的なガボール・アイ。その効果の秘密は「脳」にあります。本章では実験データを交えガボール・アイを科学的に解説。納得して行えば効果はさらに高まります。

01

脳でぐんぐん目がよくなる秘密

「ものを見る」とは、「目」（眼球）だけで完結する営みではありません。「目」と「脳」による見事な連携プレーの結果です。目でものを見たとき、網膜は、その映像を信号に変換し、視神経を通して脳の大脳皮質にある「視覚野」に伝えます。「視覚野」に入った情報がうまく「情報処理」されると、はじめて「映像」として認識することができます。

だから、目も脳も非常に大切。どちらが欠けても正しく見ることは困難になります。たとえば脳梗塞や脳出血など、脳に問題がある場合、目に問題がなくても、視力が0・1程度にまで落ち込むことがあります。これは、脳の処理機能（情報処理をする能力）が、脳の病気によって低下したためです。

反対に、脳の処理機能がアップすると、視力もよくなります。

「脳の処理機能を上げる」とは、「パソコンのCPUを上げる」ことにたとえられます。CPU（中央処理装置）は小さなチップですが、パソコンのい

脳の処理機能がアップすれば、目がよく見える

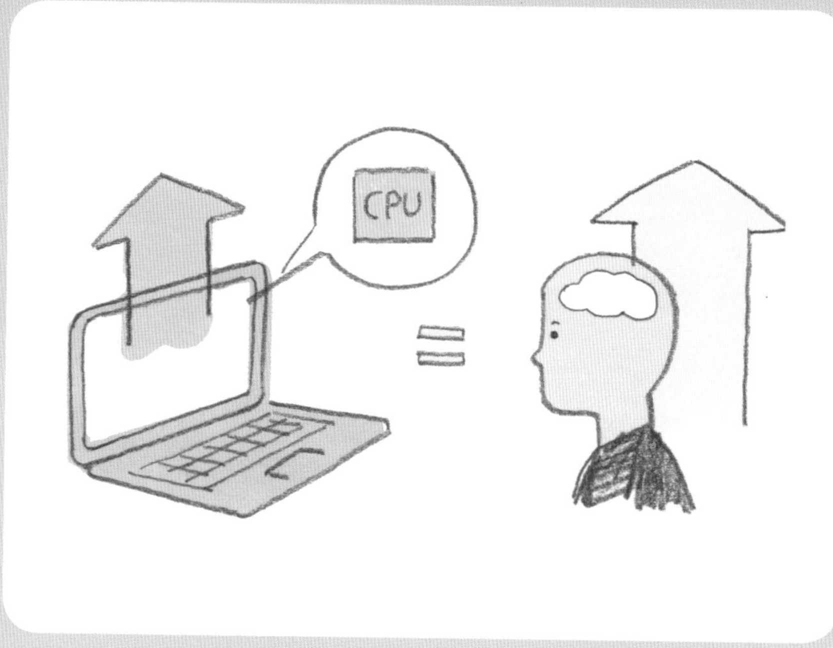

わば〝司令塔〟。CPUの性能が低いパソコンほど、反応が遅かったり、すぐに固まったりします。逆にいうと、性能のいいCPUに交換するだけで、パソコンの処理機能は改善されます。

私たちの脳も、「CPUを換える」ような手軽さで、処理機能をアップできないものでしょうか？

そこでおすすめしたいのが、「ガボール・アイ」。このメソッドは「ガボール・パッチ」という縞模様の図形を眺めるだけ。メスを入れたり、目をもんだりなど、目への負担はありません。もちろん副作用とも無縁。効果が高く、あらゆる年代の方におすすめしやすい、いわば〝脳トレ〟の一種なのです。

02

脳が視力を補うってどういうこと？

人は目で得た情報を脳で「情報処理」したあと、はじめて映像として認識します。つまり脳には「視力を補う」という大事な役割があります。その不思議な脳の仕組みに似たものとして、「盲点」があります。

私たちの視界には「盲点」という「ものが見えないゾーン」が存在しています。なぜなら、目（眼球）の眼底にも〝盲点〟というポイントがあるからです。目の〝盲点〟には光を感じる細胞（視細胞）がないため、そこに集まった光は信号として脳まで届きません。脳では「見えない」と判断されます。

この〝盲点〟に対応する視界の部分が、「盲点」になります。とはいえ、私たちが日常において、そんな複雑な視覚の仕組みを意識することはありません。通常、「すべて見えている」と感じています。それは、脳が「盲点」の部分の見え方を、自動的に補ってくれているからです。「盲点」の存在を気づかなくさせるほど、「視力を補う力」は強大です。「ガボール・アイ」は、

「盲点」で脳の視力を補う力を体感してみよう！

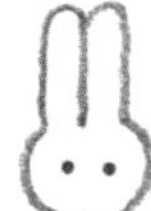

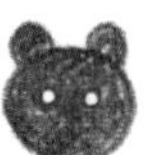

この「視力を補う力」に効率よくアプローチして、視力を改善させます。

この脳による「視力を補う」役割については、次のように「片目」ずつものを見ることで確認できます。「両目」で見るときは、両目でお互いの「盲点」を補うよう働くため、盲点の存在を意識できないからです。

① 顔から30㎝以上離して、本をもちあげてください。

② 左目を手で隠し、右目でのマークを凝視します。

③ 本を顔に近づけていってください。

④ するとある地点でのマークが消えます。この地点こそ「盲点」です。

03

平均0・2アップ！ 世界で唯一科学的に証明された視力回復法

そもそも「ガボール・アイ」で使う「ガボール・パッチ」の正体をご存じでしょうか。イギリスのD・ガボール博士が「ガボール変換」という数学的な処理で生み出した縞模様のことです（ガボール博士は、立体的な映像を映す光学技術「ホログラフィー」の発明でノーベル物理学賞を受賞）。

「ガボール・パッチ」を見ると、脳の「視覚野」が刺激され、脳の「視力を補う力」が高まることが明らかになっています。カリフォルニア大学の実験を皮切りに、世界トップクラスの研究機関で有効性が実証され続けています。

2007年、カンザス大学による、38人の近視・老眼の患者さんを対象に行った実験でも、平均視力が向上しました。なかでも老眼の患者さんは、「近くのものを見る視力」が平均0・3アップしています。

2017年には『ニューヨーク・タイムズ』でも取り上げられ、全米で話題に。そこで「日本でも紹介したい」と思った私は、病院やカルチャーセン

ガボール・アイ実験結果　14日間実施／一部掲載

近視改善例

		Before	After	改善度
27歳 男性	右	0.4	0.7	＋0.3
	左	0.4	0.8	＋0.4
29歳 女性	右	0.4	0.6	＋0.2
	左	0.3	0.7	＋0.4
37歳 男性	右	0.1	0.3	＋0.2
	左	0.2	0.7	＋0.5
46歳 女性	右	0.2	0.4	＋0.2
	左	0.3	0.6	＋0.3

老眼改善例

		Before	After	改善度
45歳 女性	右	0.5	0.5	―
	左	0.5	0.7	＋0.2
48歳 男性	右	0.3	0.6	＋0.3
	左	0.5	0.6	＋0.1
53歳 女性	右	0.2	0.4	＋0.2
	左	0.2	0.3	＋0.1
57歳 女性	右	0.5	0.6	＋0.1
	左	0.4	0.4	―

ターでモニターさんを募り、視力回復実験を始めたのです。あくまで簡易的な実験ですが、以前の勤務先の院内研究では、次のような改善例が見られました。老眼の人11人に試してもらったところ、9人の視力が改善（11人の平均値は、0・32から0・47にアップ）。近視の人43人に試してもらったところ、30人の視力が改善（43人の平均値は0・27から0・51にアップ）。

多くの場合、「1日3分、14日程度のトレーニングで、視力が平均0・2アップ」しています。目にメスを入れない視力回復法は数多く存在しますが、「ガボール・アイ」は世界で唯一、科学的に証明された視力回復法なのです。

04

なぜ近視にも老眼にも効果があるの？

世に数ある「視力回復法」は、「その人自身の目の状態」を選んでしまうものです。「近視の人向け」というように、特化されていることが多いのです。目の状態とはとてもナイーブなものだからです。たとえば「近視に対する〝目をよくするアプローチ〟」と「遠視に対する〝目をよくするアプローチ〟」は真逆です。近視に対するアプローチを、もし遠視の人が誤って行った場合、逆効果になることも。

一方、「ガボール・アイ」は、近視、遠視、乱視、老眼、さまざまな目の状態の人に広くおすすめできます。目の状態に依存せず、脳の「視力を補う力」にアプローチするからです。「今見えている画像を鮮明に、自動修正していく脳の力」を鍛える手法なのです。

「脳が、今見えている画像を自動修正していく、とはどういうことですか？」

「Photoshop」（フォトショップ）などの画像編集のためのソフトや、アプリをイメージしてみてください。ぼやけた画像を、簡単な操作で自動修正し、

「ガボール・アイ」と従来の視力回復法との違いとは？

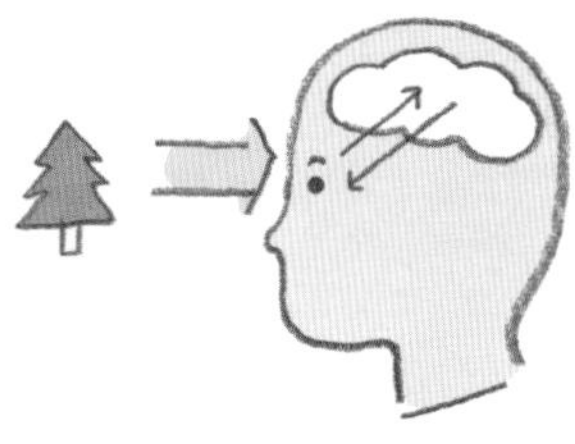

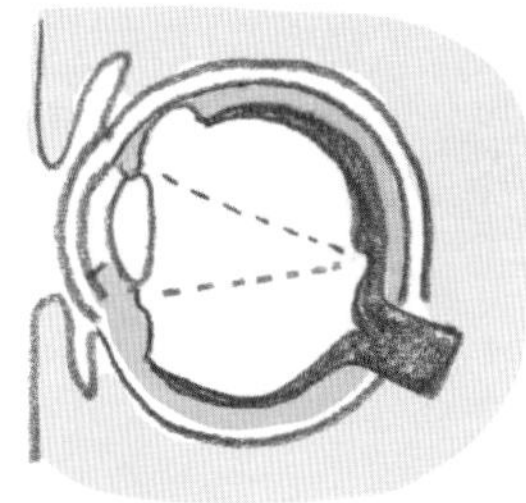

鮮明なものへと加工できますよね。このように、脳の「情報処理の力」の強化を目指している点が、「ガボール・アイ」が、どんな目の状態の人にもおすすめしやすい理由です。

従来の視力回復法として多いのが遠近を交互に見る「眼トレ」（眼球のトレーニング）。近くを見てばかりいると「毛様体筋」がこわばり、「水晶体」の厚さの調節が困難になり、目のピントが合わせづらくなります。だから、遠近を交互に見ることで、目の「毛様体筋」を物理的にほぐすのです。この「目の筋肉を直接鍛える」手法と、「ガボール・アイ」の「脳を鍛える」手法とは考え方が本質的に異なるのです。

05

脳の機能が高まるから生産性が高まる！

「ガボール・アイ」で脳の「情報処理の力」がよくなると、視力のみならず他の能力もつられて改善します。結果、次のようなメリットが得られ、生産性が上がります。

1つめは、注意力の向上です。さまざまな場面でミスをする確率がぐんと下がり、作業が加速しやすくなります。

2つめは、文字を読む能力のスピードアップ。本や資料を読んだり、メールをやりとりする速度が飛躍的に速くなります。「読書のスピードが50％上がった」という研究結果も存在します。

3つめは、「有効視野」（人の視野の中で認識できている範囲）の拡大。一般的な視野は「200度」ですが、有効視野は「20度」とされています。ただし、有効視野は加齢とともに狭まっていく傾向があります。たとえば「高齢者の3分の1の有効視野が、40％以上減少する」といわれています。

「ガボール・アイ」には、この有効視野を広げる働きがあります。実際、「ガボール・アイを実践後、サッカーやバ

「ガボール・アイ」で仕事力アップ！

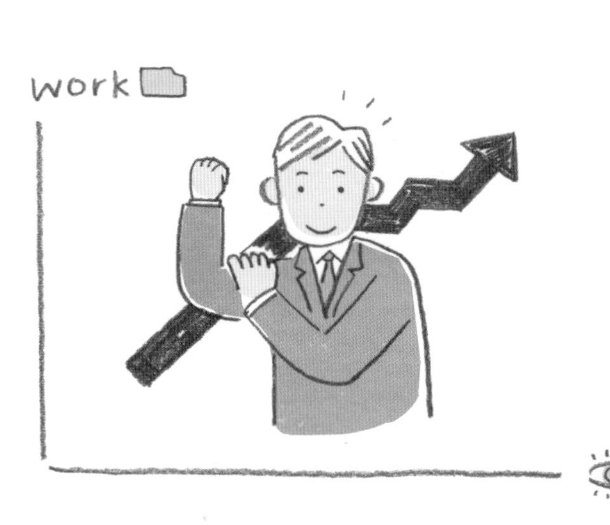

スケットボールなど球技の成績が上がった」という報告が相次いでいます。

野球のプレーヤーを対象とした研究では、ボールがよく見えるようになって、「バッターの打率が上がり、アウトになる確率が下がった」というデータがあります。さらには、自動車事故が減ることも期待できます。「有効視野が悪化すると、事故率が264％も増える」というデータがあるからです。

4つめは、脳の疲労感の軽減です。

目を長時間使うと、「眼精疲労」のみならず、「脳疲労」が引き起こされます。しかし「ガボール・アイ」で脳の処理機能を上げておけば、脳疲労は起こりにくくなります。

06

ガボール・アイが認知症の予防になる!?

視力の低下を軽く見ていると、心身の健(すこ)やかさまで損なわれかねません。肩こりや頭痛など目以外の部位にまで問題が広がってしまうからです。認知症に至る危険性も高まります。

そこで「ガボール・アイ」です。習慣化すれば、疲れ目、肩こり、頭痛などの症状を改善したり、認知症を防ぐ効果が期待できます。ここでは、「ガボール・アイ」が認知症を遠ざけるメカニズムについてお話ししましょう。

近年、「目がいい人は認知症になりにくい」ということは定説になっています。65歳以上の高齢者を対象とした調査で「視力のいい人は、そうでない人よりも認知機能が高い」という結果が報告されています。「視力の悪い人は、そうでない人よりも認知症の発症リスクが2倍になる」というデータも存在します。また、奈良県立医科大学で行われた大規模疫学調査では「視力が悪くなるほど認知機能レベルが低い」という事実が明らかになっています。つまり、視力の悪さと認知機能の

視力がいいと認知症になりにくい

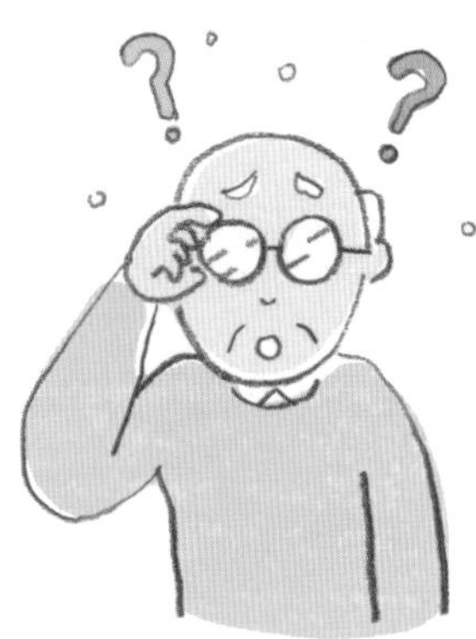

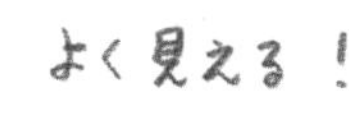

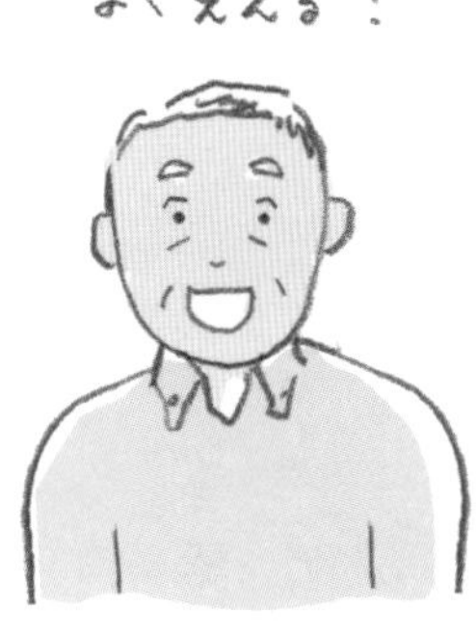

衰えは、比例するのです。

その理由はシンプルです。私たちは、情報の約8割を視覚から得ています。だから視力が悪くなると、外から取り込む情報量が少なくなり、脳の全体的な処理機能が低下していくのです。この「情報量が少なくなる」状態は、いわば「逆・脳トレ」。「脳に刺激を与えないようにして、脳を鍛えないように頑張っている」という状態です。だから視力が悪いと、情報量の不足に伴い脳の処理機能が低下し、認知機能も衰え、やがて認知症に至りやすくなるわけです。ですから、「ガボール・アイ」を続けることで認知症を遠ざける効果が、かなりの程度まで見込めます。

07

子どもの視力回復のポイントと注意点

最大の問題は、ハイスピードで進行している「近視化」です。これは、スマホやタブレット、パソコン、テレビゲームなどのＩＴ機器を使い始める時期が低年齢化していることが大きく関係しています。それらの影響で、視力の低下のみならず、頭痛や睡眠障害などの全身症状が引き起こされる子どもの「ＩＴ眼症」も、社会問題だといえます。要は「発光する画面を長時間連続で見せないこと」が大事です。

外遊びの激減も、近視化に拍車をかけています。「1日2時間以上、外遊びをしない子は、近視になりやすい」というデータもあります。これらの問題の解消に努めつつ、「ガボール・アイ」もお子さんの生活習慣に取り入れてみてください。ゲーム感覚でできる本書なら、お子さんも楽しんで取り組んでくれるはずです。

ただし、推奨できないのは「弱視」（眼鏡などで矯正しても視力が出ない目のこと）のお子さんです。弱視のお子さんの場合、早期に適切な治療や訓

お子さんも楽しんで取り組める！

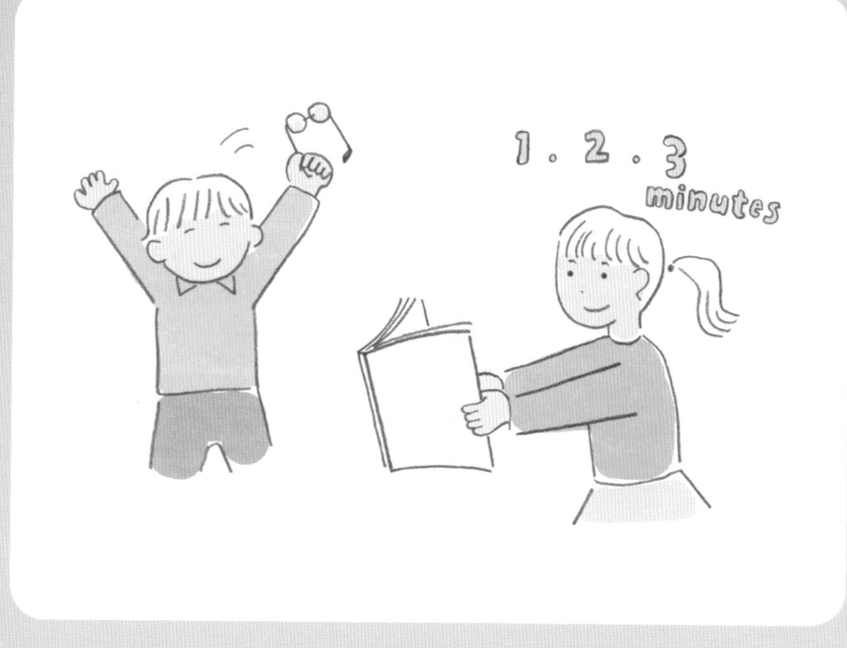

練を受けることで、視力が出ることがあります。なぜなら、10代前半の目は、まだ成長過程だからです。ですから「ガボール・アイ」に取り組む前に、ぜひ治療や訓練を優先してください（大人の「弱視」の場合は、「ガボール・アイ」を実践してもかまいません）。

「ガボール・アイ」は、「弱視」以外のお子さんには、おすすめできます。

MEMO

生まれたときの視力は手が動くのがわかる0.01程度。3歳くらいで1.0ほどに、7〜12歳でやっと両目ではっきり見えるようになります。12歳くらいまで目は成長途中なのです。

「ガボール・アイ」について ぜんぶお答えします！

Q 毎日行ったほうがいいですか？

A できれば2週間は毎日行ってもらうことをおすすめしています。その後は、週に2〜3回を続けていただくとベストです。

Q 視力が回復しやすい人、しにくい人はいますか？

A 集中してガボール・パッチのマークを見ることが重要です。脳機能をアップさせているイメージで行うと、より効果があります。また、「どうせ効果はない」と思って行うよりは、「効果がありそう！」とポジティブな気持ちで行ったほうが、効果が出やすいです。

Q どうすれば、続けることができますか？

A テーブルの上に置く、壁に貼るなど、いつでも目に触れるところに置いておくと、忘れずに続けることができます。また、歯磨きの前に行う、お風呂の後に行うなど、いつもの習慣とセットにすると続けやすいです。

Q 右目より左目のほうが視力がいいのですが、ガボール・アイを続けたら左目だけがさらによくなりました。右目の視力を上げるにはどうしたらいいですか？

A よく見える左目で、より集中して見てしまうことが原因と思われます。左目を手で隠して、右目だけで行ってみてください。

Q 視力が 0.1 以下で かなり悪いのですが、効果はありますか？

A 視力が0.1以下の方は、それだけ普段から脳の処理能力を使っているため、効果が限定的です。ただ、疲れにくくなったなどの効果がありますので、ぜひ続けてみてください。

Q すぐ解けるものと、なかなか解けないものがあるのですが、必ず 1 日 1 問行ったほうがいいですか？

A 1日に何問行っても問題ありませんし、問題が解けなくても問題ありません。集中してガボール・パッチのマークを見るということが重要です。

Q Pocket 版はスマートフォンでいつでもできるのがありがたいのですが、ブルーライトが気になります。

A そもそもガボール・パッチの研究はパソコンでも行っていたため、スマートフォンでも十分効果があります。とはいえ、紙で行うほうがベストです。家では本書、出先ではスマホなどと使い分けるといいでしょう。

Q 1日に行う時間は、必ず3分間ですか？

A 集中して行えば3分間で十分ですが、可能なら10分間くらい行っていただけるとベストです。最初は頑張りすぎず、少し物足りないくらいでOKです。また、キリが悪いところで終えたほうが、長く続けられます。

視力を測ってみよう！

「ガボール・アイ」にチャレンジする前に、ぜひ視力を測ってみましょう。そして、2週間チャレンジを終えたら視力をチェック。自分では気づかなくても、視力が上がっていることも多いものです。できれば、2週間ごとなど定期的にチェックしてみてください。数値化することでモチベーションが高まります。

	裸眼視力	矯正視力	老眼視力
Before	右 左 両	右 左 両	右 左 両
2 週間後 （14 日間）	右 左 両	右 左 両	右 左 両
4 週間後 （28 日間）	右 左 両	右 左 両	右 左 両
6 週間後 （42 日間）	右 左 両	右 左 両	右 左 両
8 週間後 （56 日間）	右 左 両	右 左 両	右 左 両

Part 2

「ガボール・アイ」2週間チャレンジ

（1日目〜14日目）

いよいよ実践編です。1日3分でOKですから、なるべく毎日続けてみましょう。2週間で視力アップの土台をつくり、軌道に乗せます。チャレンジを終えたらぜひ付録の視力検査表で視力を測ってみてください。

Q. 次のなかから好きな縞模様のマークを選び、それと同じマークを全部探し出してください。全部見つけ終わったら、別のマークを選び、同じことをくり返してください。

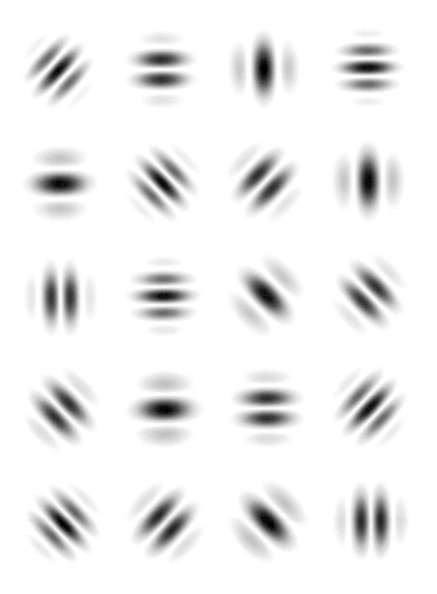

▶答えはP.126

Q. AとBの違いを1か所見つけてください。

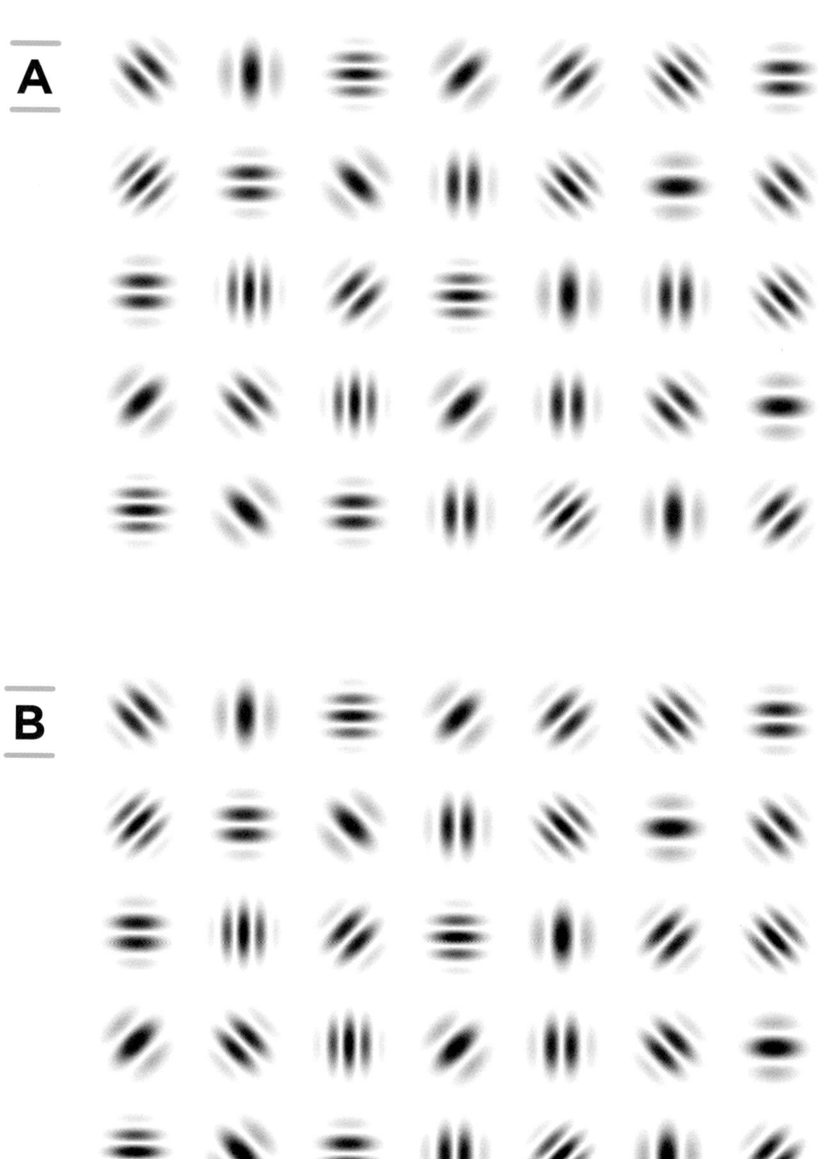

 ▶答えはP.126

Q. 上のグループにあって、下のグループにはないマークはどれ。マークは左右に回転します。

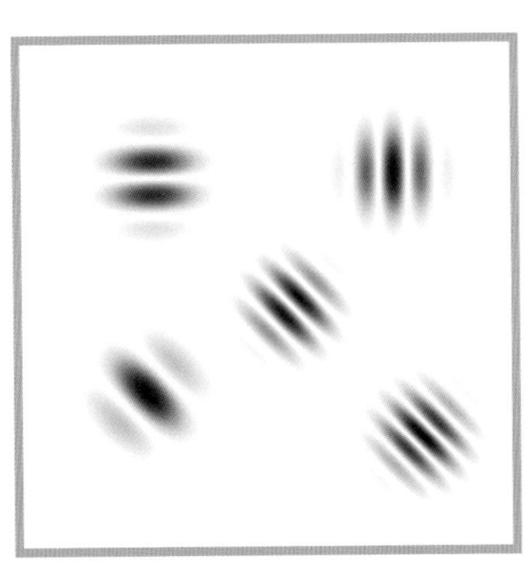

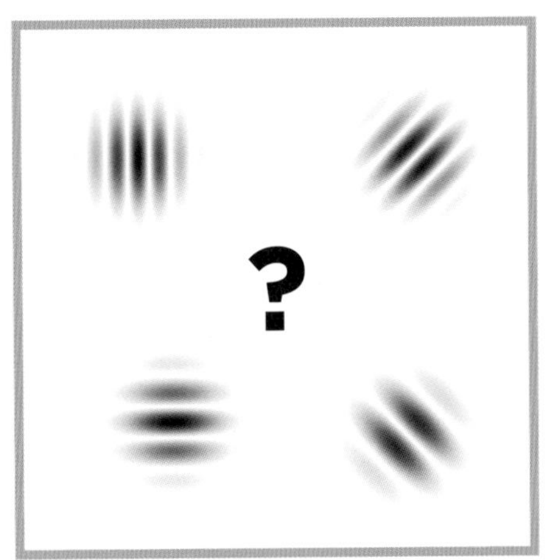

□ A　□ B　□ C　□ D

▶ 答えは P.127

Q. 同じ縞の数のマーク同士を線でつないでください。ただし、1つのマスは1度しか通過できません。マークの上は通過できません。

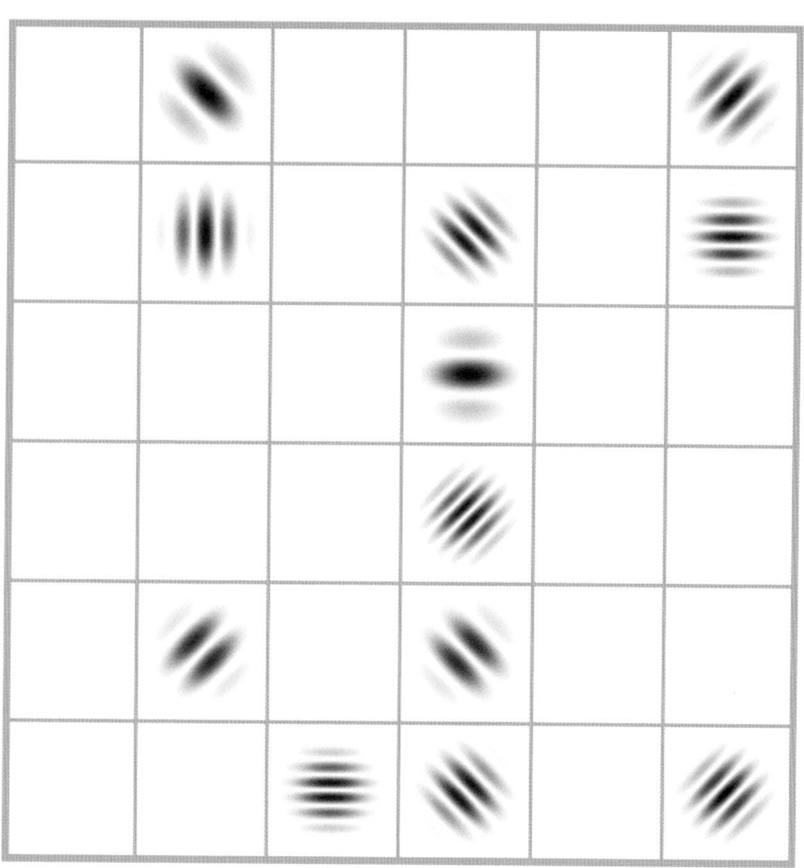

▶ 答えは P.127

Q. ある法則にしたがってマークが並んでいます。？のマスにはA～Cのどれが入りますか。マークは左右に回転します。

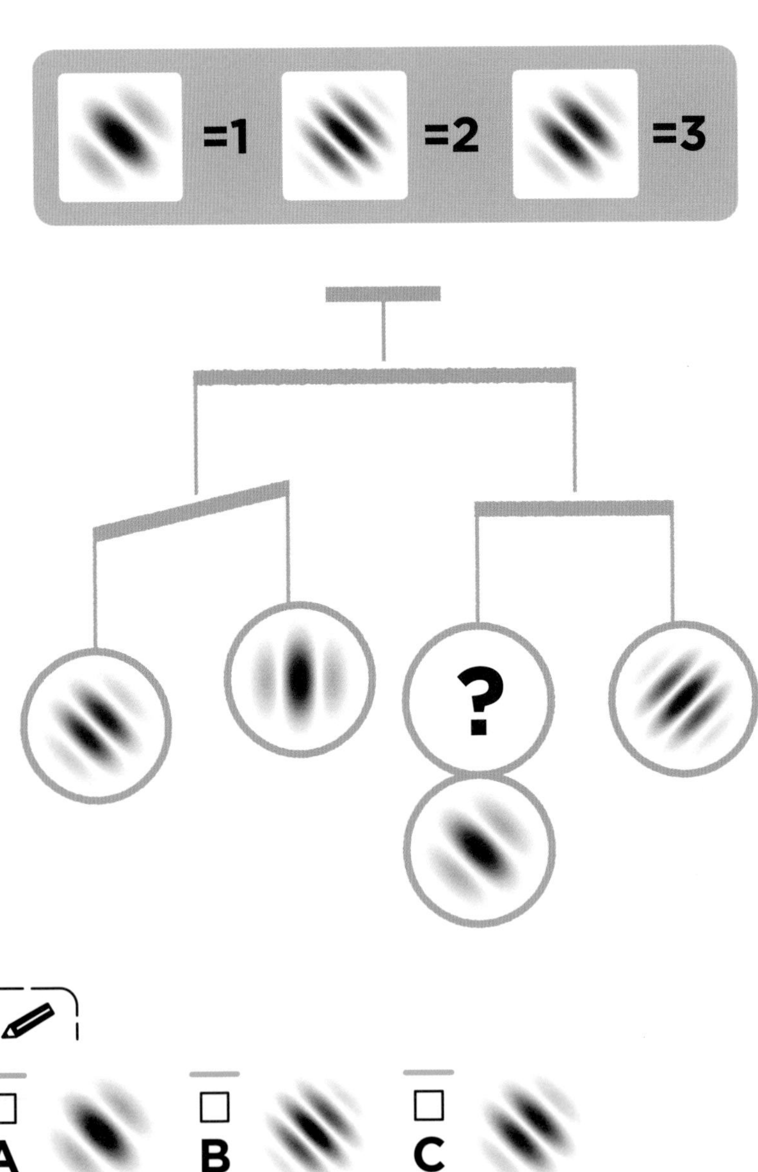

▶ 答えは P.128

Q. ◆からスタートし、★まで進んでください。マークに到達すると、同じ縞数のマークのところまでワープします。

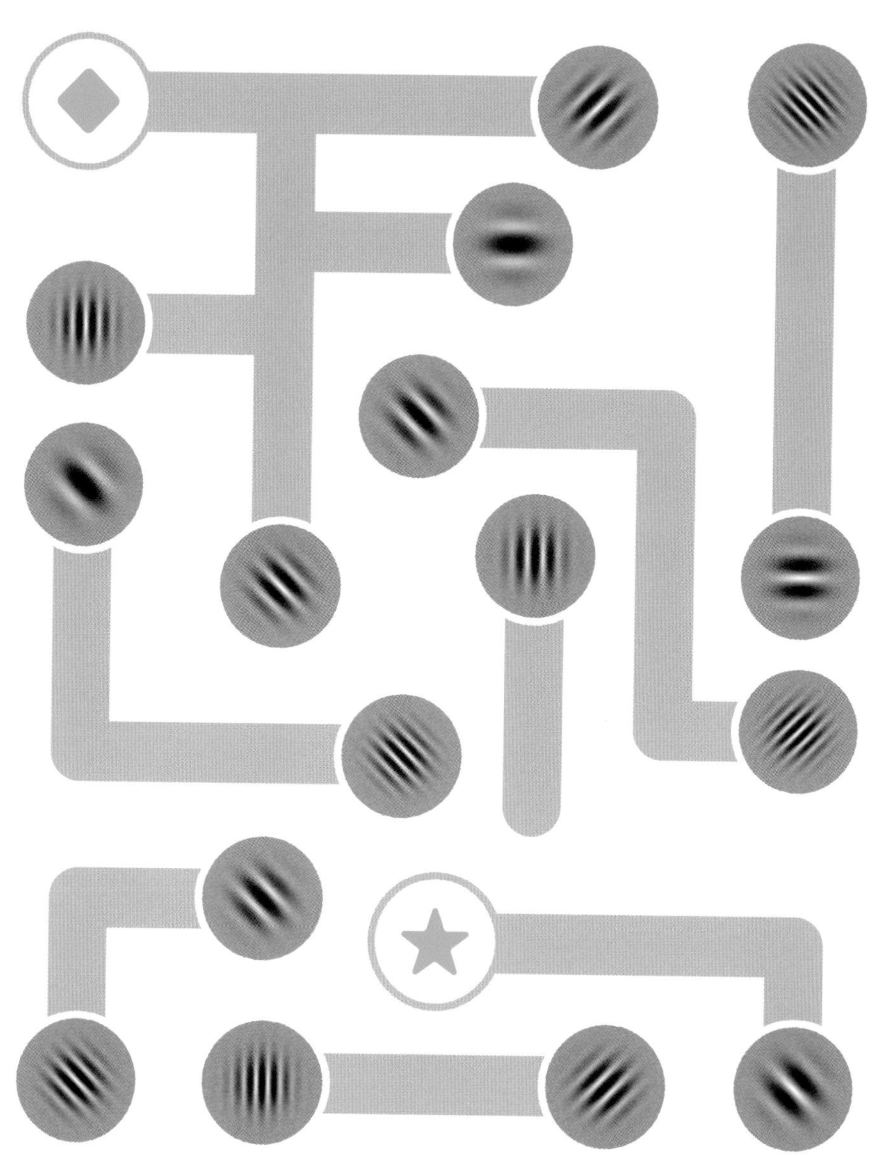

▶答えは P.128

Q. 次のなかから好きなマークを選び、それと同じマークを全部探し出してください。全部見つけ終わったら、別のマークを選び、同じことをくり返してください。

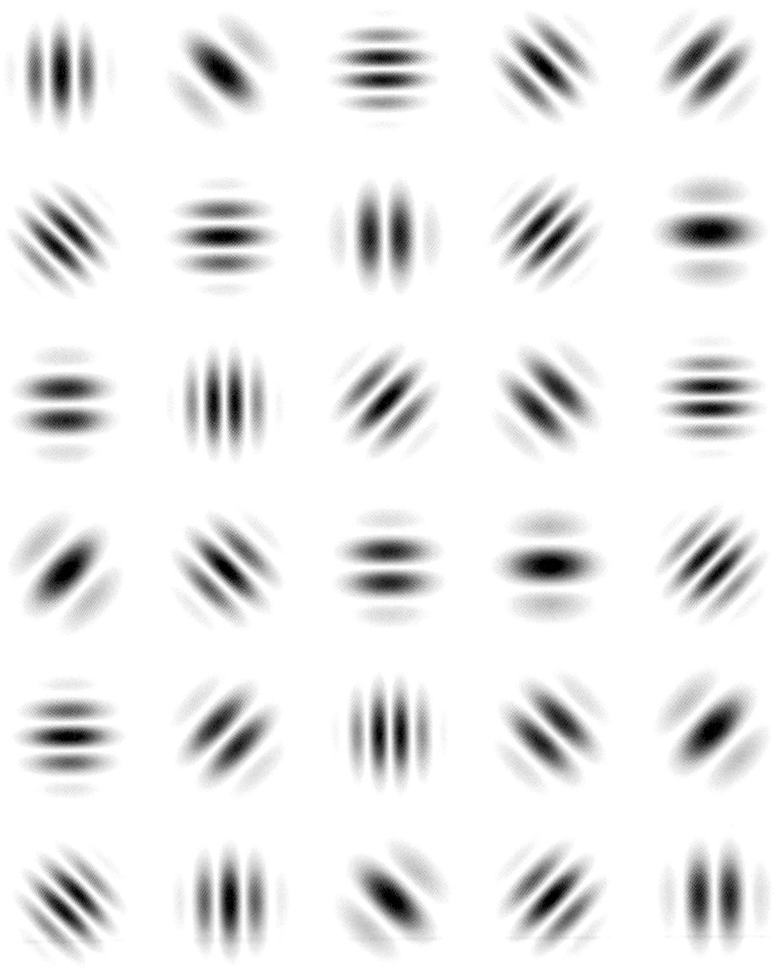

▶答えは P.129

8日目

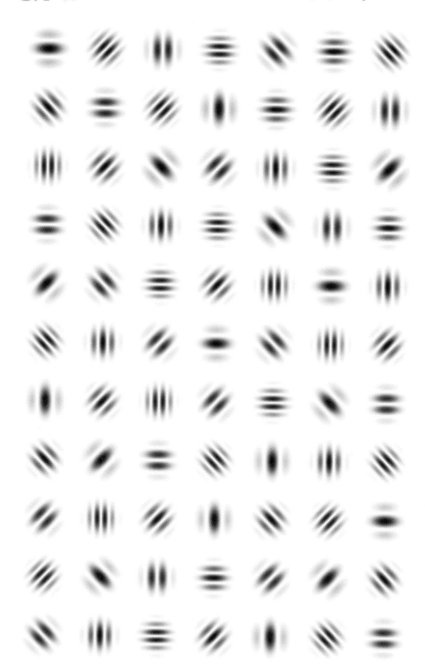

Q. と同じマークはいくつありますか。

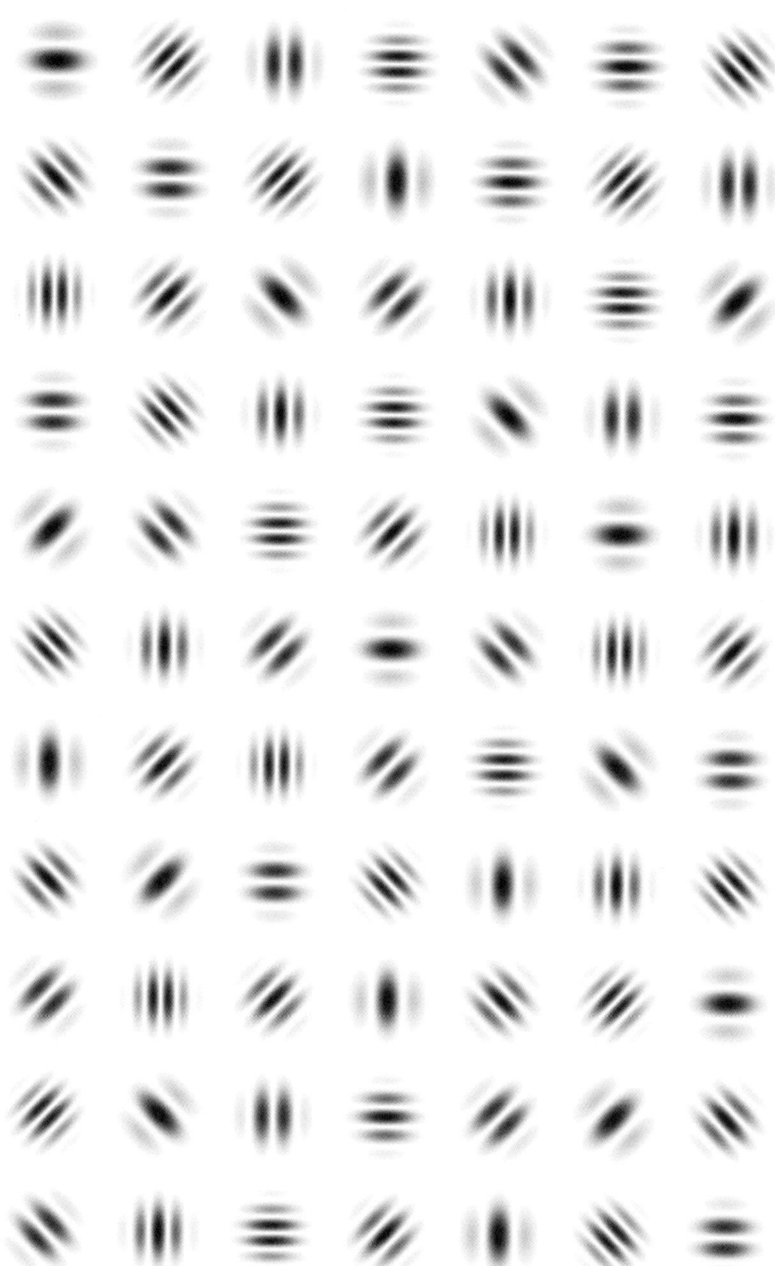

▶答えは P.129

Q. 組み合わせが同じグループはどれとどれですか。マークは左右に回転します。

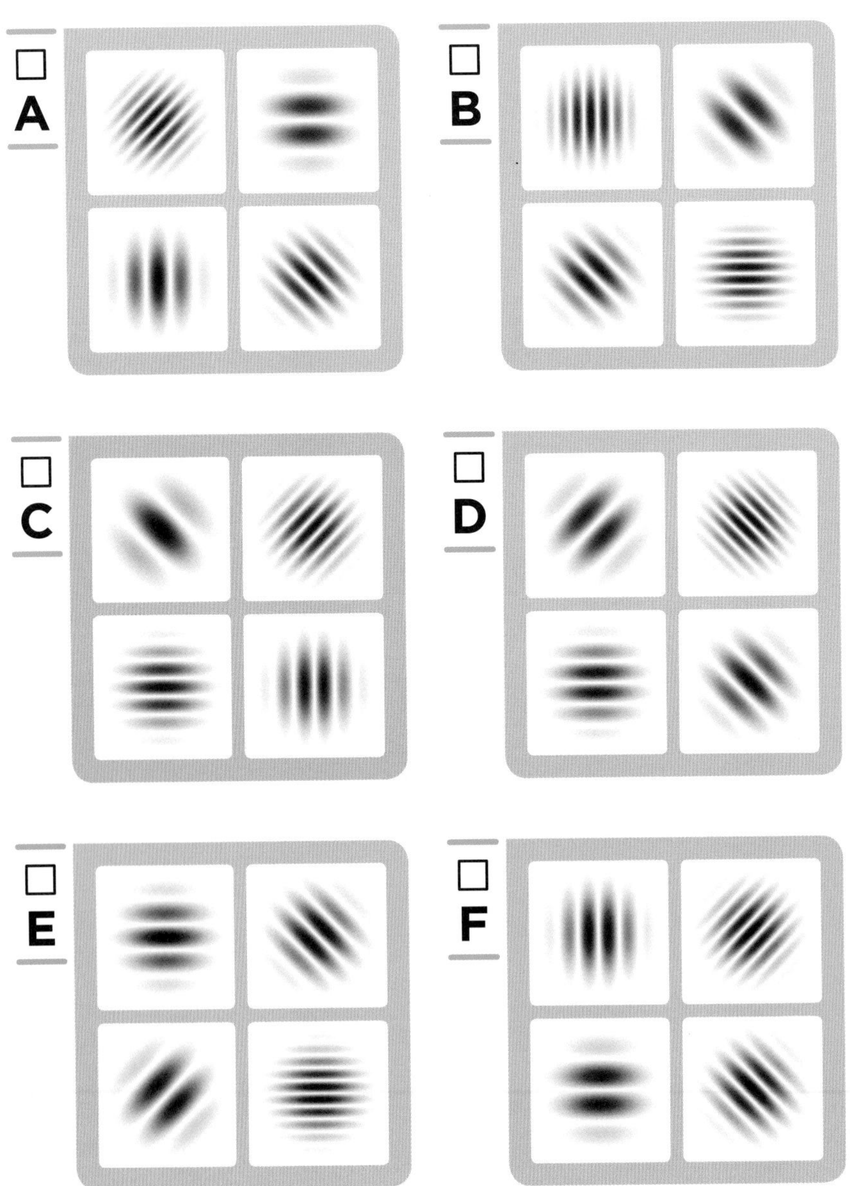

▶ 答えは P.130

10
日目

Q. ある法則にしたがってマークが並んでいます。？のマスにはA〜Dのどれが入りますか。

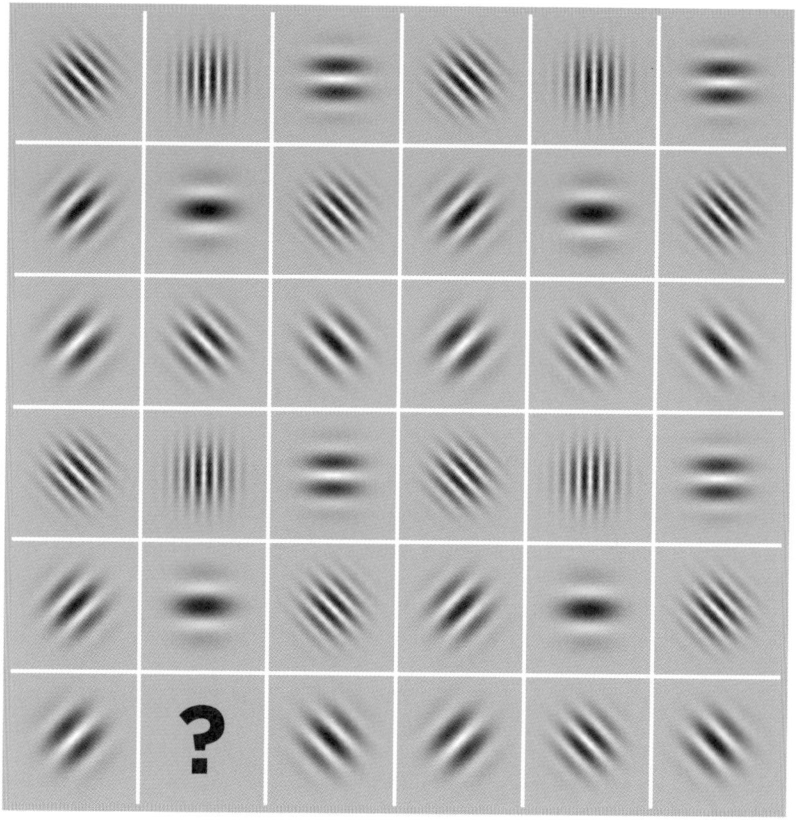

?

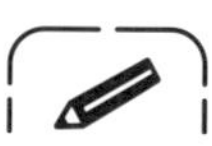

A 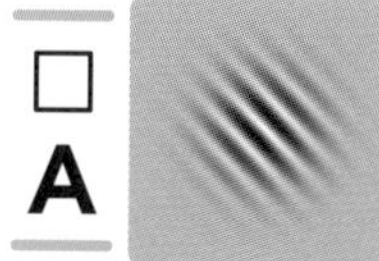

B 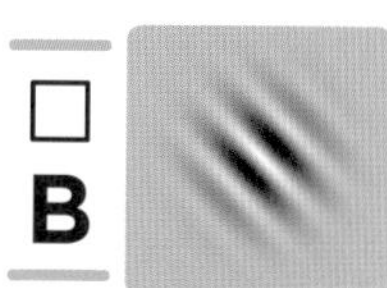

C 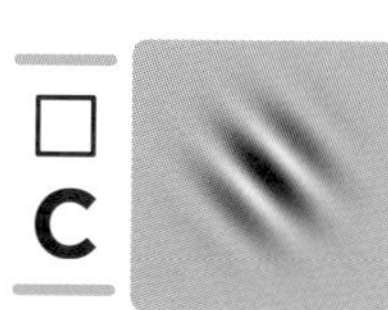

D 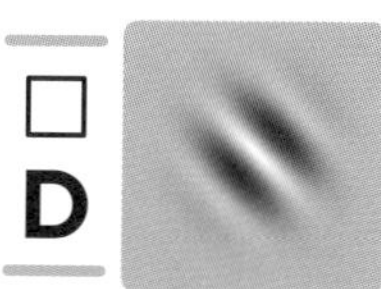

▶答えは P.130

Q. **1～3の問題でそれぞれ、縞の数がほかと違うマークを2個見つけてください。**

1

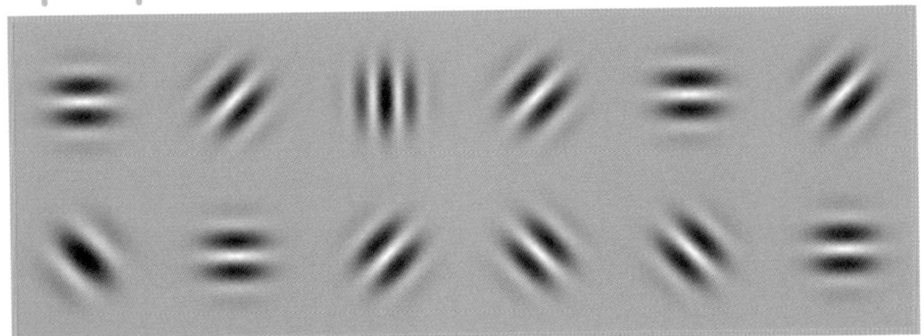

2

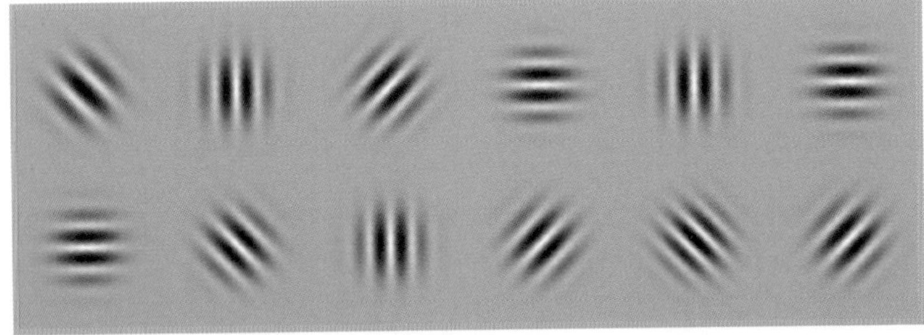

3

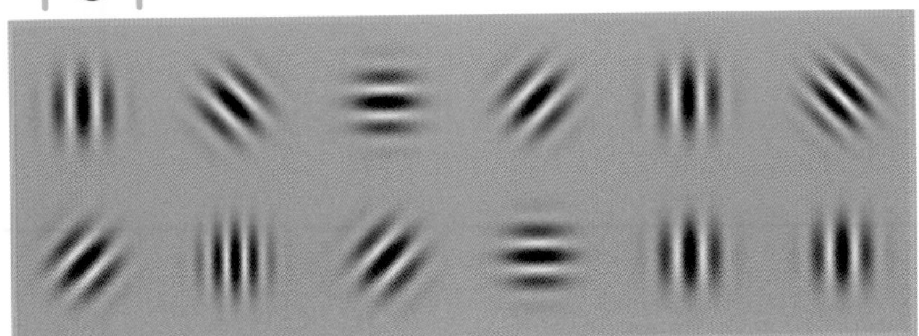

▶答えはP.131

12日目

Q. 重い順に１～４の数字を書き入れてください。マークは回転しても同じ重さです。

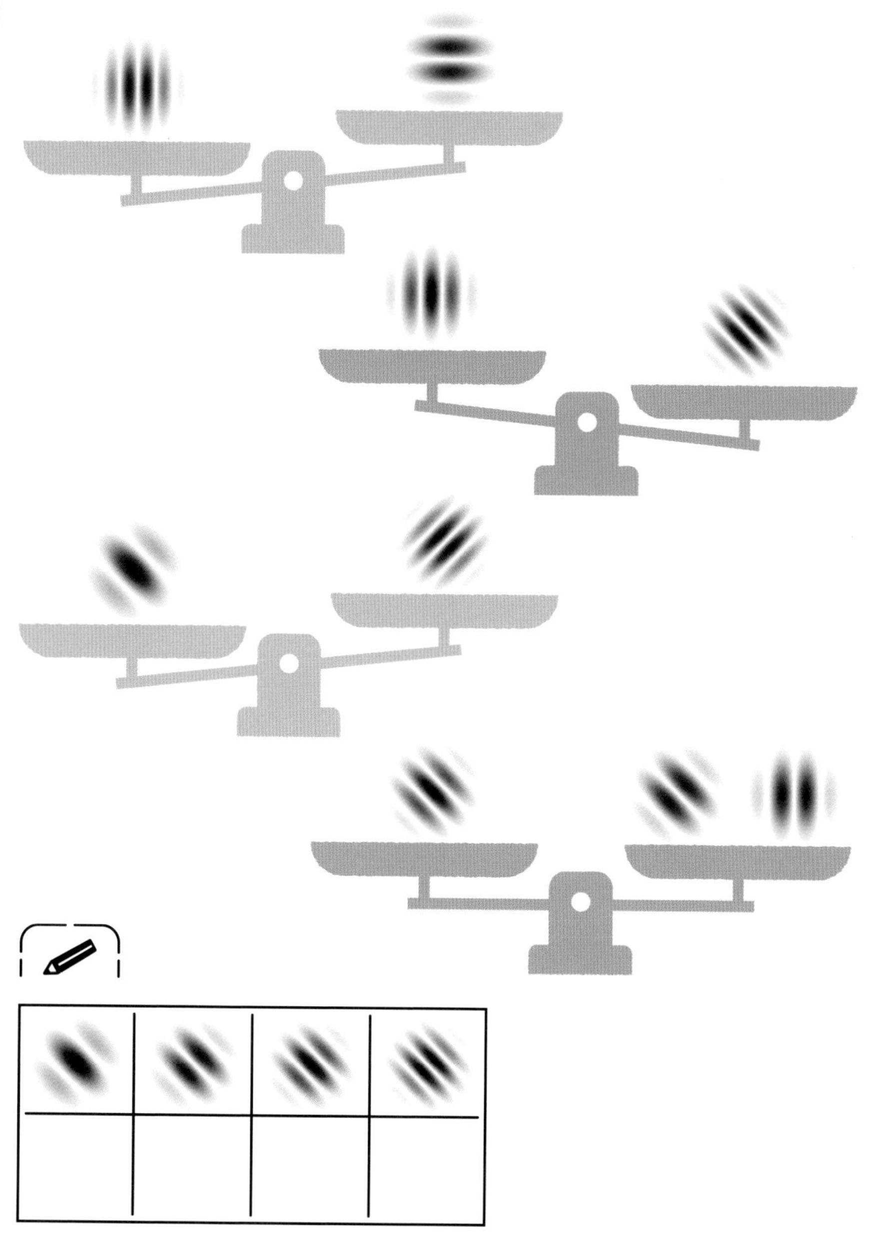

▶答えはP.131

Q. 同じマークには同じひらがなが入ります。それぞれに当てはまるひらがなは何ですか。

13日目

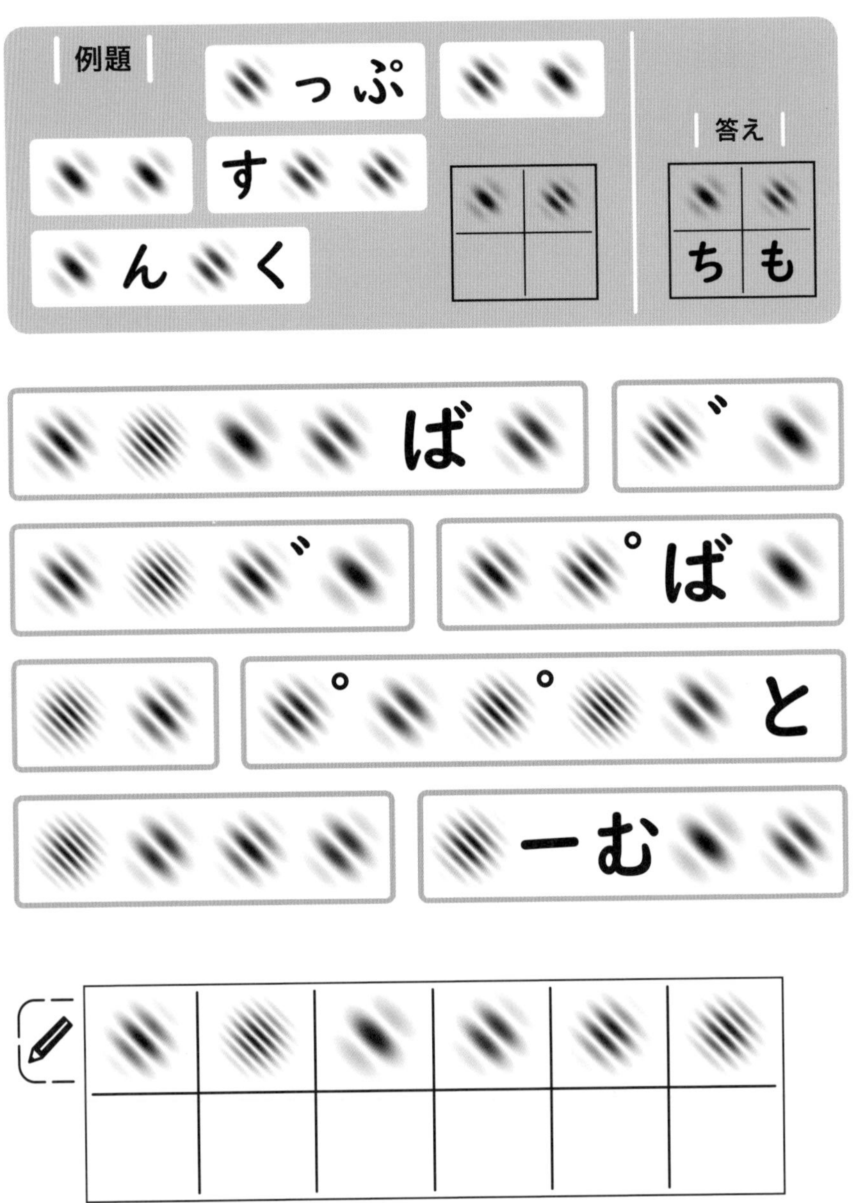

▶ 答えは P.132

14
日目

Q. 下記の順をくり返しながらゴールまで進んでください。

START

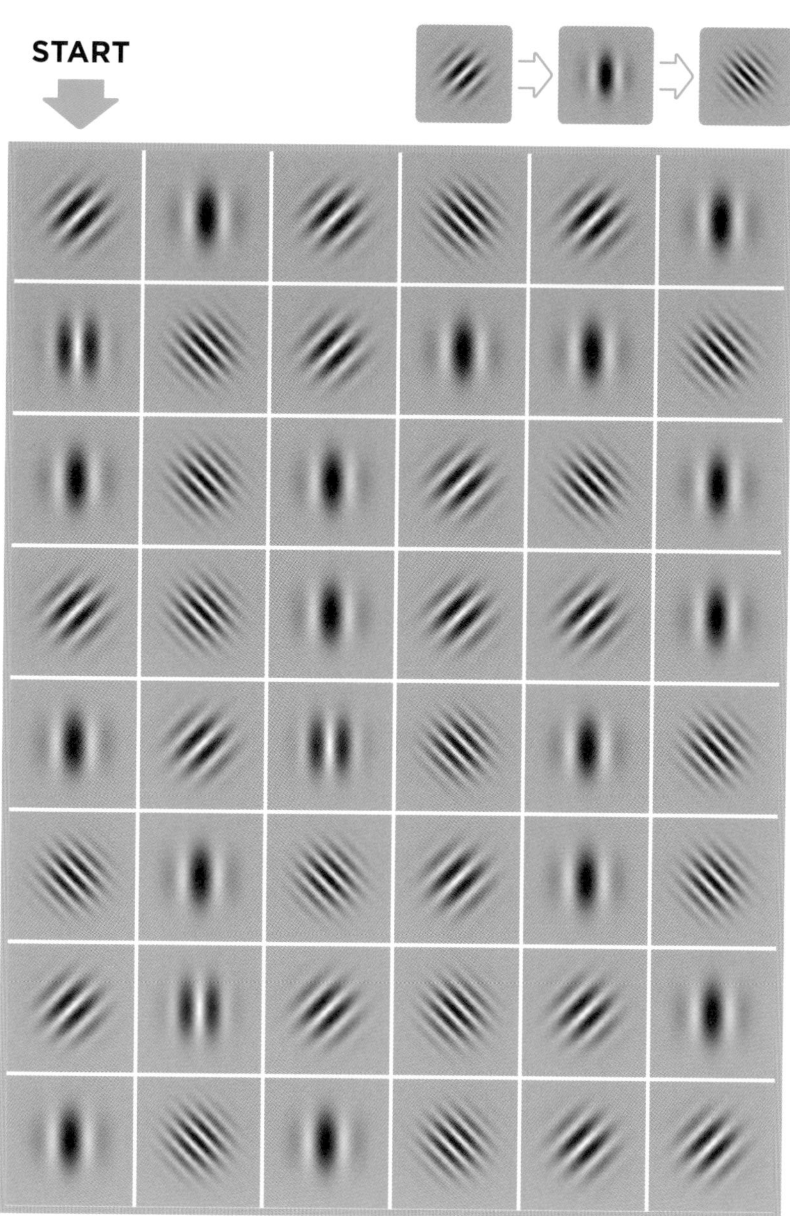

▶答えは P.132

column 1

「2週間チャレンジ」を振り返ろう！

2週間チャレンジを終えて、いかがでしたか？ 視力が上がったという人もそこまで上がらなかったという人も、以下の3点を振り返り、引き続きガボール・アイを続けてみましょう。

振り返り①

ここまで頑張りました。ここから先も気持ちを一新してやってみましょう

ガボール・アイの場合、脳のトレーニングですから、ボーっと見ているだけでは効果が期待できません。しっかり見て脳を使って画像処理を行うことがポイントです。漢字ドリルを見るだけでは漢字を覚えられないのと一緒です。3週間目からも面白い問題が続きますので、ぜひ楽しんで続けてください。

振り返り②

視力だけでなく生活の中でよくなったこと、楽になったことがないかを確認する

視力の改善だけではなく、疲れにくくなった、理解が早くなった、スポーツの結果がよくなった…というように、ほかの部分で効果が出やすい人もいます。視力以外の点での効果を確認すれば、より続けるモチベーションになります。

振り返り③

効果を想像する

効果がないなと思いながらやると、効果が出にくいです。効果があると思ってしっかりやると効果が出やすいので、楽しんで続けていきましょう。目がよくなった自分を想像してみるのもおすすめです。

Part 3

「ガボール・アイ」をさらに楽しく続けてみよう！

（15日目〜56日目）

3週目からは視力を引き続きアップさせつつ、上がった視力をキープします。毎日行ってももちろんOKですが、週2〜3回でもかまいません。定期的に視力をチェックすると、モチベーションが高まります。

Q. 次のなかから好きなマークを選び、それと同じマークを全部探し出してください。全部見つけ終わったら、別のマークを選び、同じことをくり返してください。

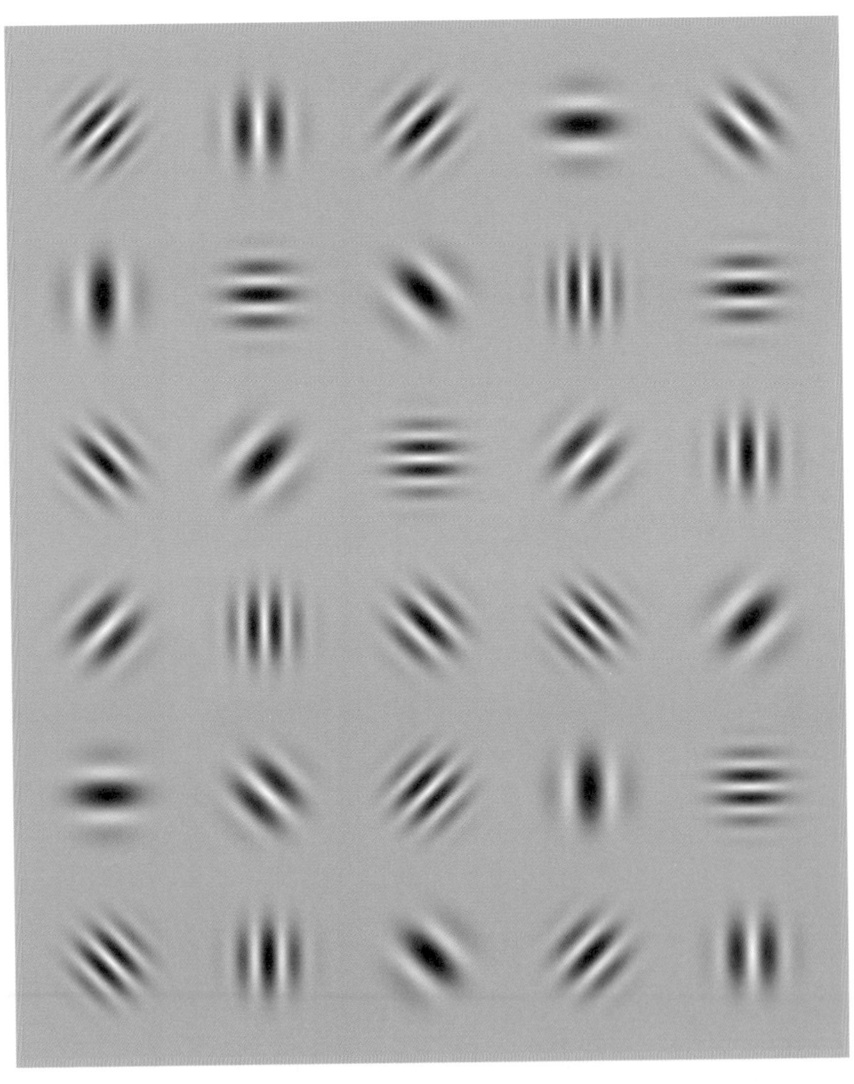

▶答えは P.133

16日目

Q. 組み合わせが異なるのはどれですか。マークは左右に回転します。

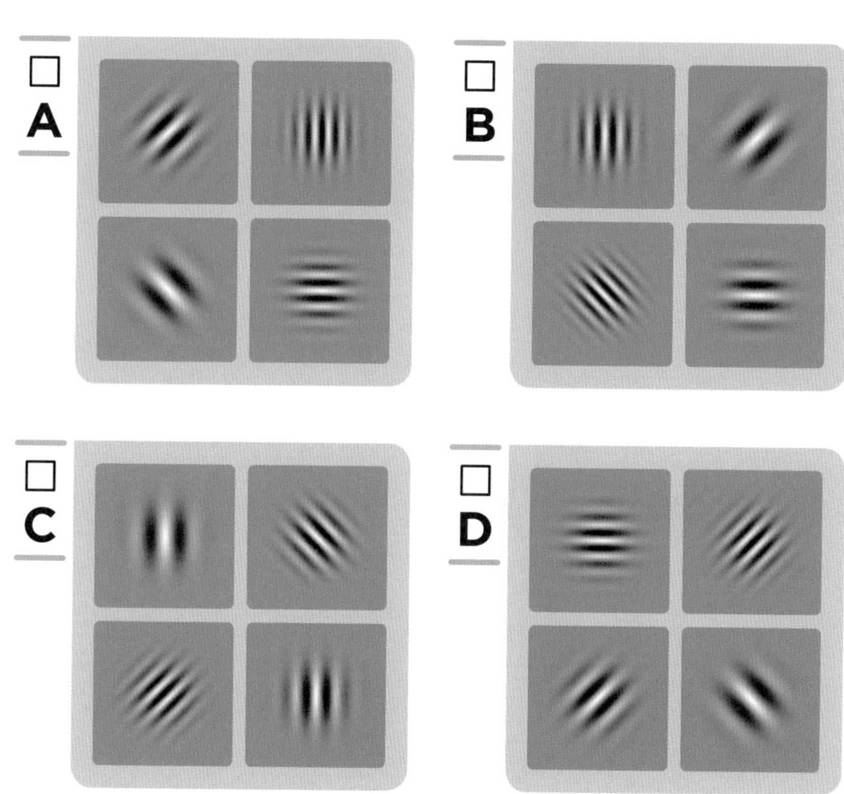

▶答えはP.133

Q. 上のグループにあって、下のグループにはないマークはどれ。マークは左右に回転します。

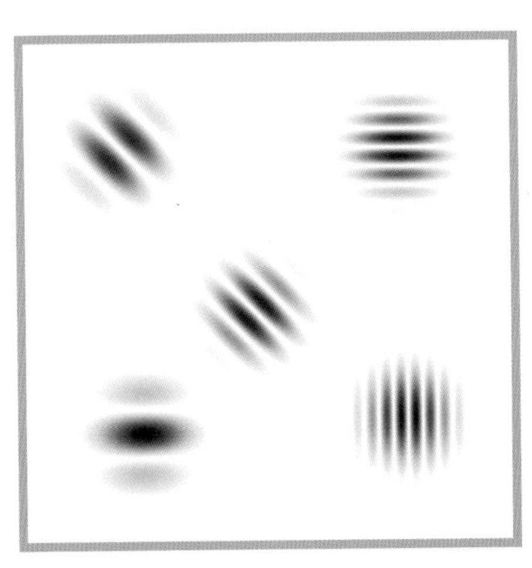

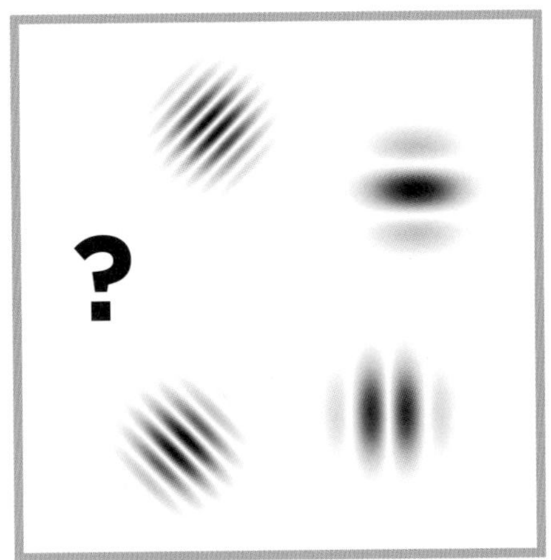

□ A 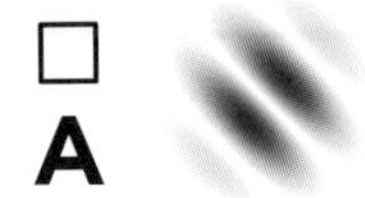

□ B 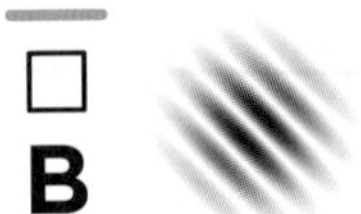

□ C 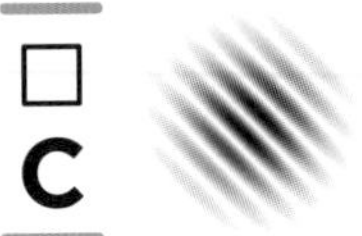

□ D 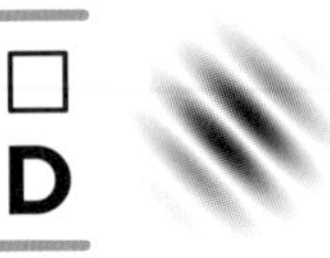

▶ 答えは P.134

Q. 組み合わせが同じグループはどれとどれですか。マークは左右に回転します。

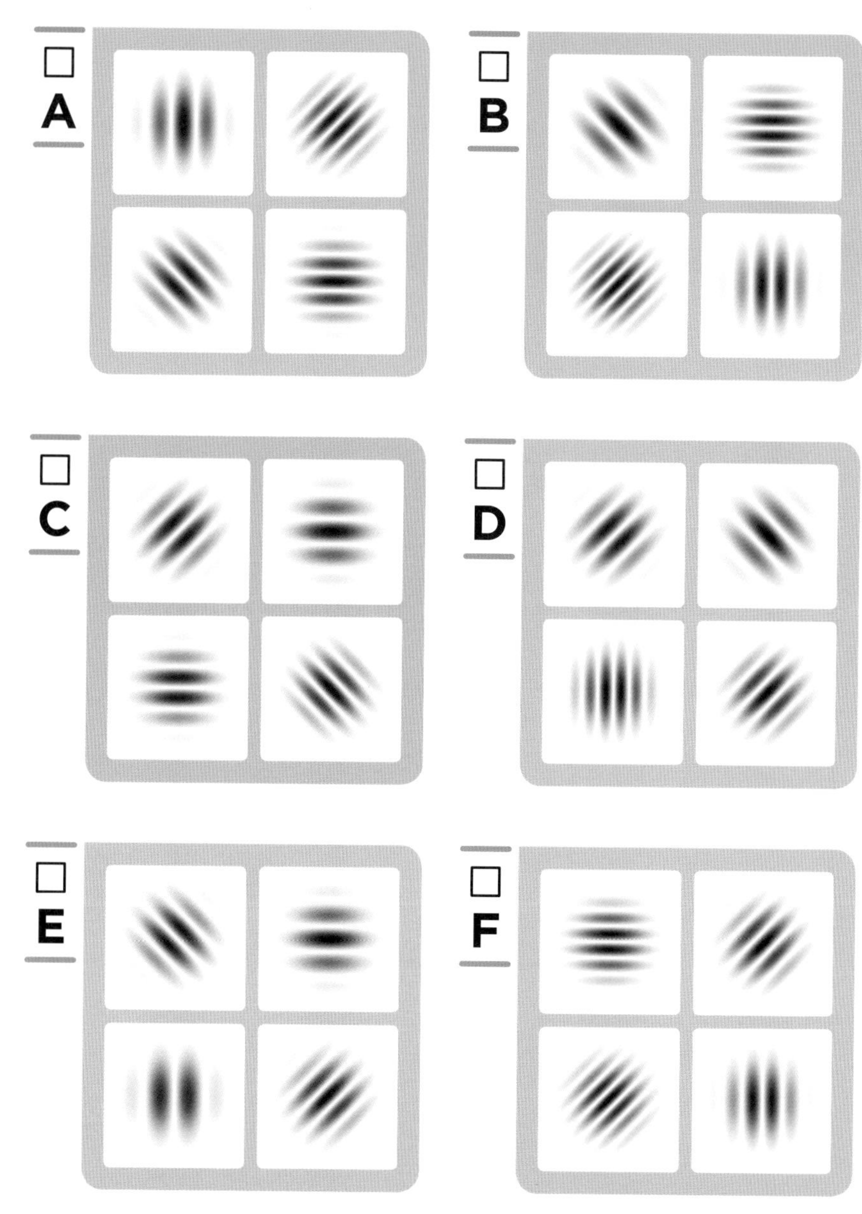

▶答えは P.134

Q. 同じ縞の数のマーク同士を線でつないでください。ただし、1つのマスは1度しか通過できません。マークの上は通過できません。

19日目

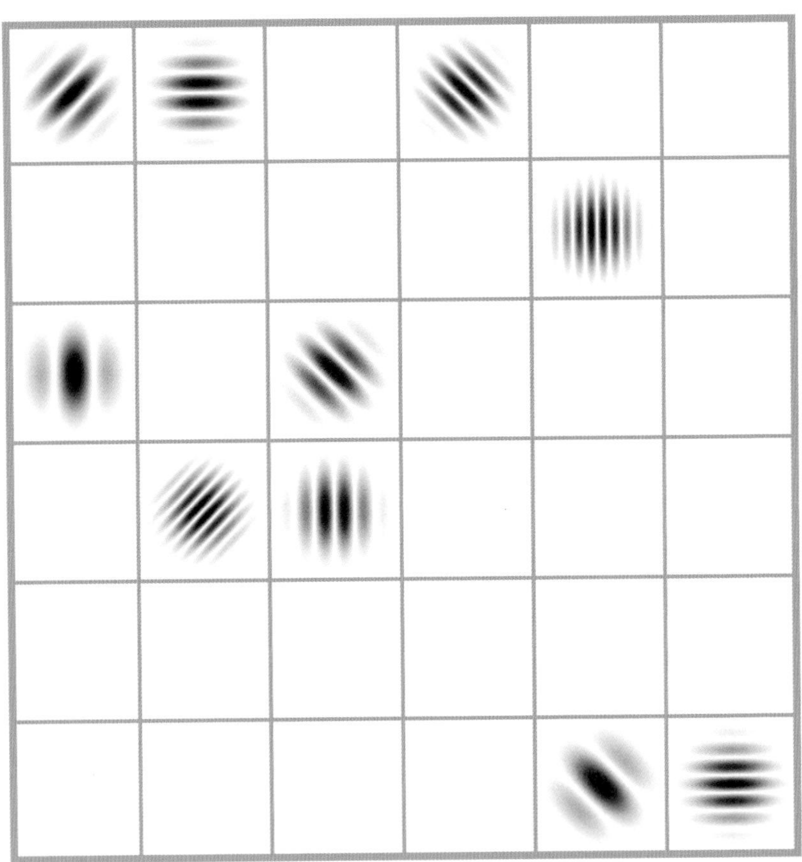

▶答えはP.135

20日目

Q. 次のなかから好きなマークを選び、それと同じマークを全部探し出してください。全部見つけ終わったら、別のマークを選び、同じことをくり返してください。

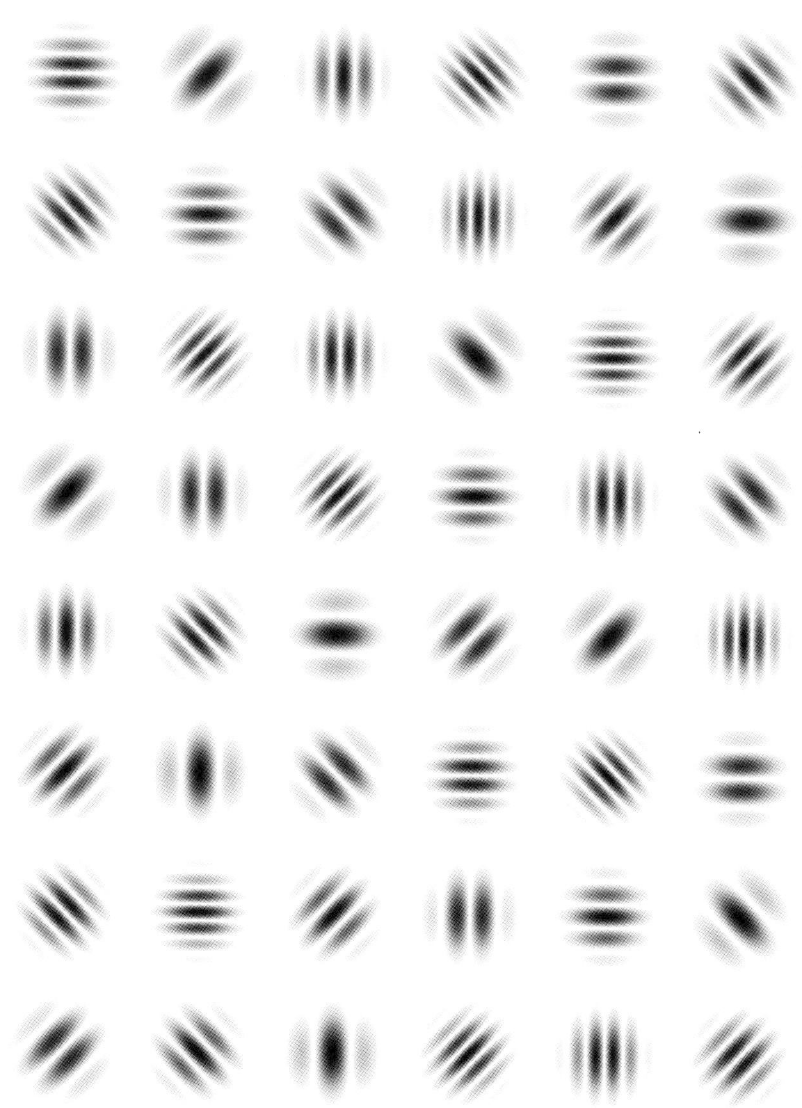

▶答えは P.135

Q. 次のなかから好きなマークを選び、それと同じマークを全部探し出してください。全部見つけ終わったら、別のマークを選び、同じことをくり返してください。

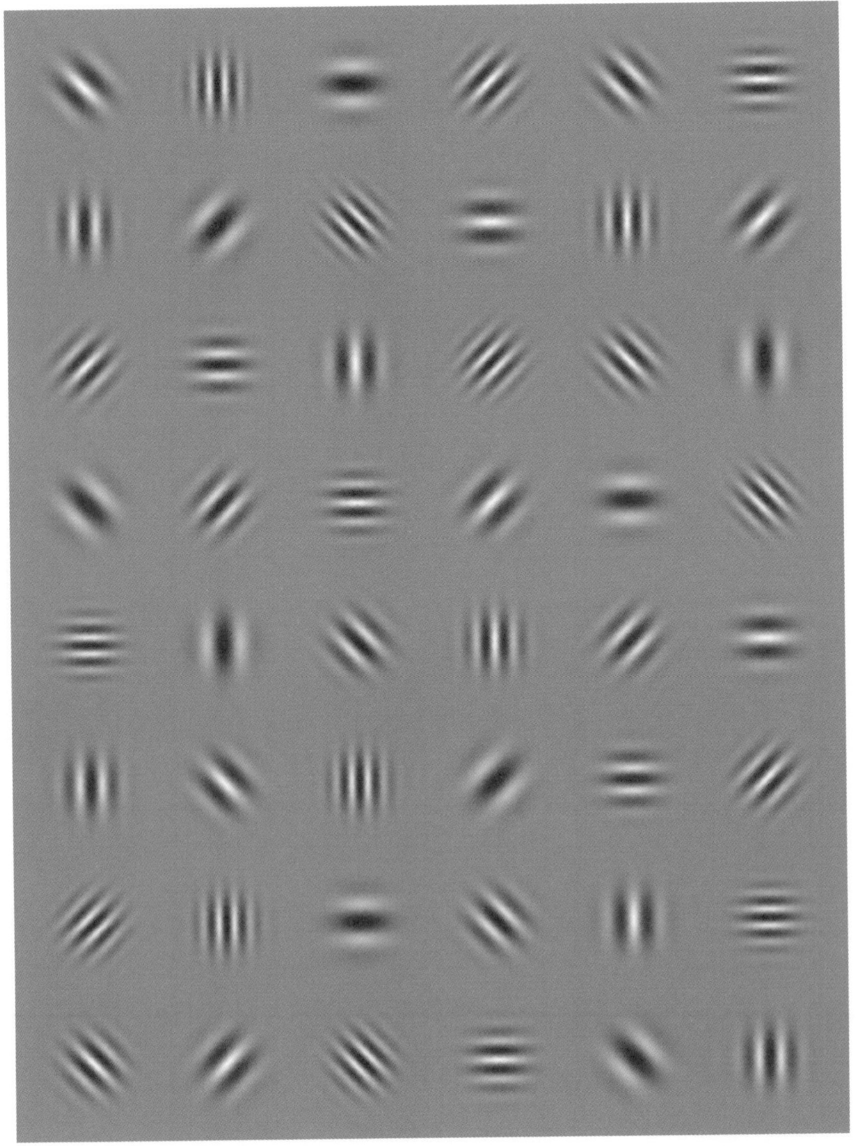

▶答えはP.136

22
日目

Q. 〓と同じマークはいくつありますか。

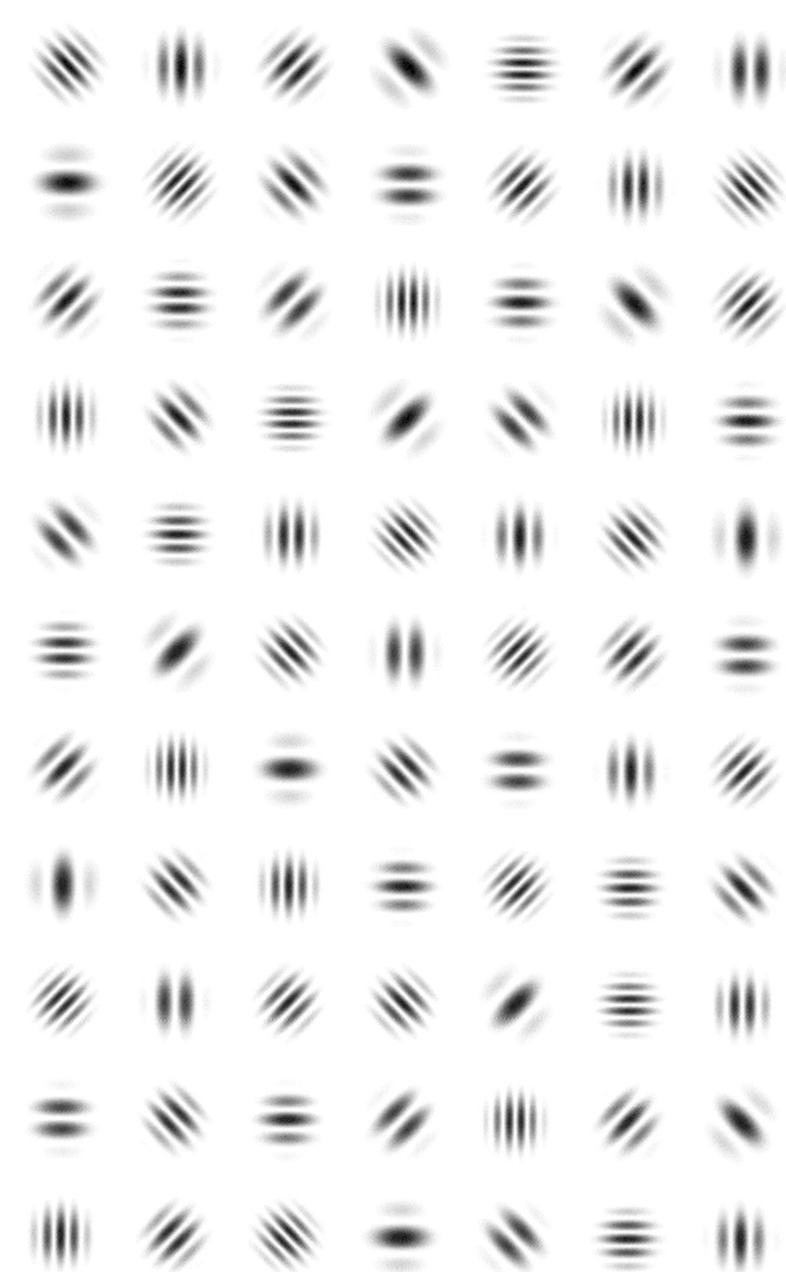

▶答えは P.136

Q. ある法則にしたがってマークが並んでいます。？のマスにはA〜Dのどれが入りますか。

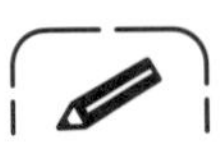

□ **A** 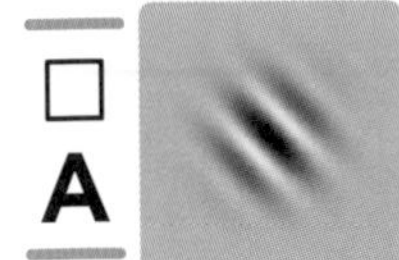

□ **B** 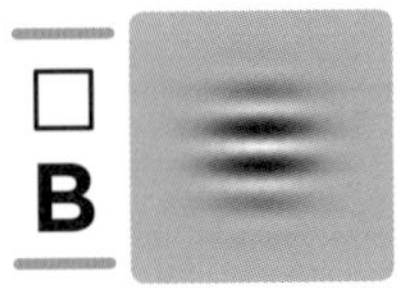

□ **C** 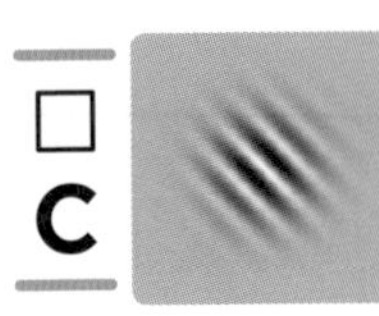

□ **D** 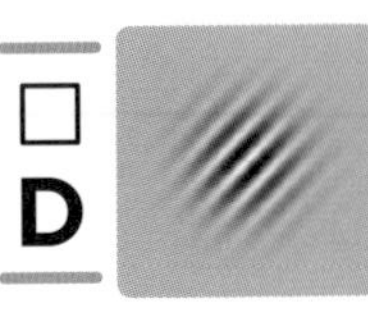

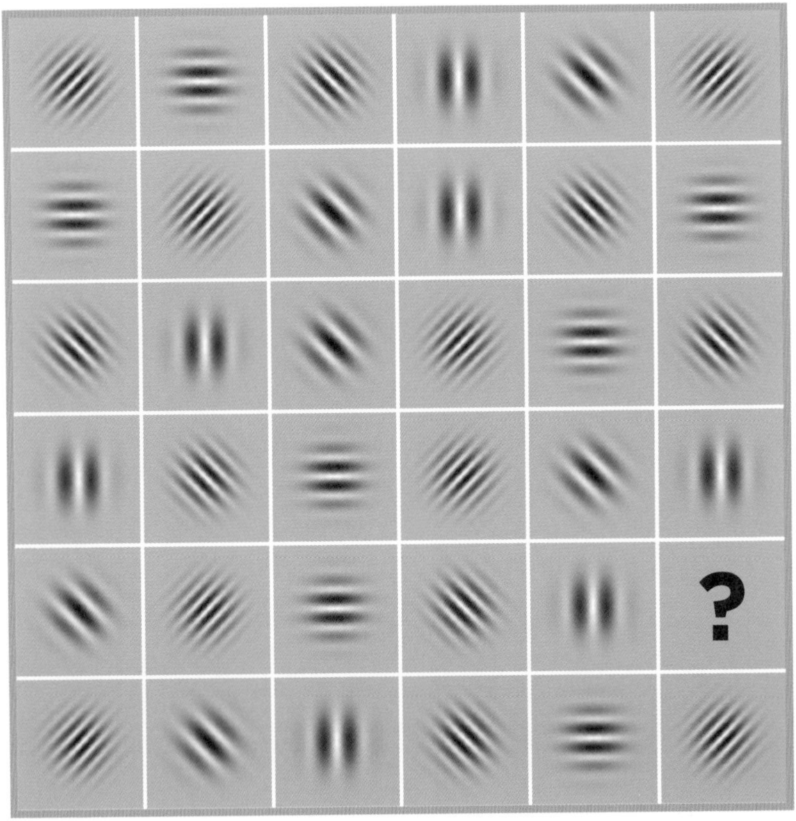

▶答えはP.137

24日目

Q. ある法則にしたがってマークが並んでいます。？のマスにはA～Dのどれが入りますか。マークは左右に回転します。

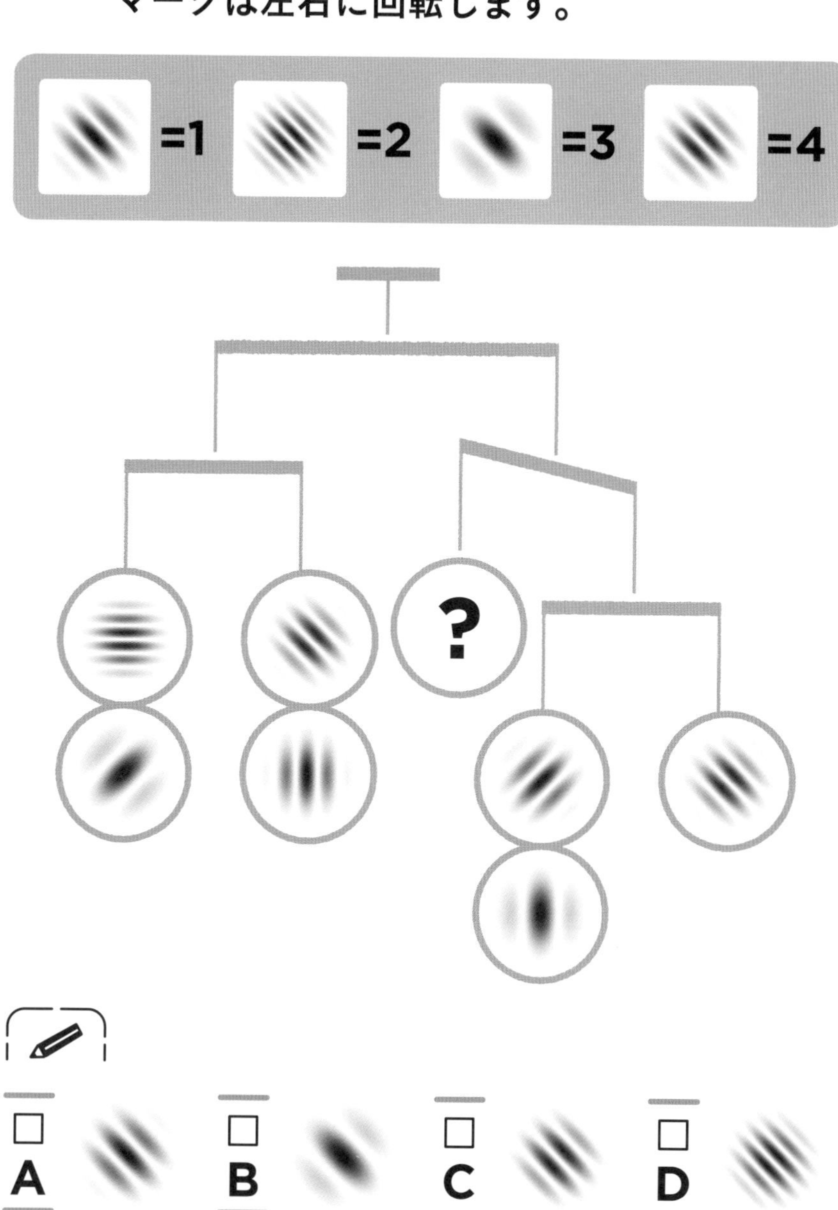

 ▶答えはP.137

Q. 1と2の問題でそれぞれ、縞の数がほかと違うマークを3個見つけてください。

1

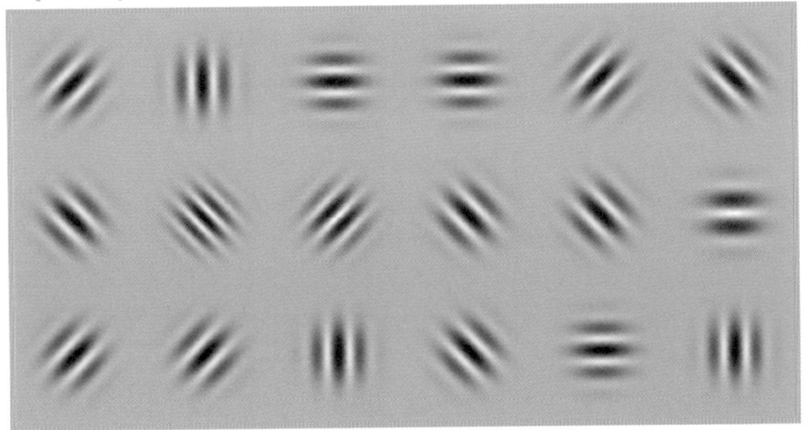

2

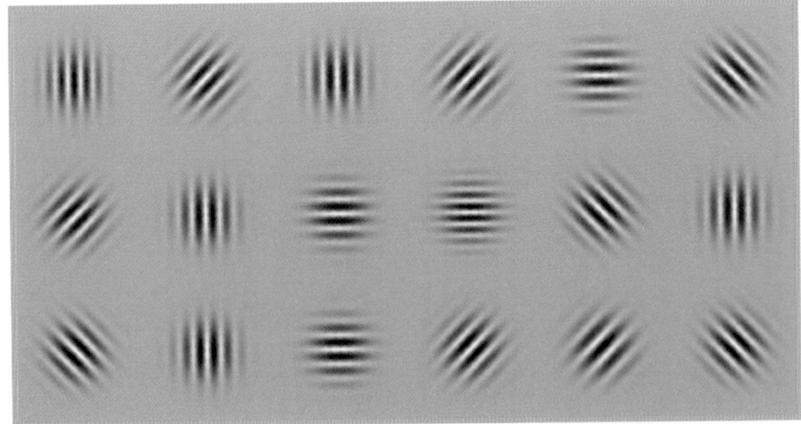

答えは P.138

26日目

Q. 重い順に１～４の数字を書き入れてください。マークは回転しても同じ重さです。

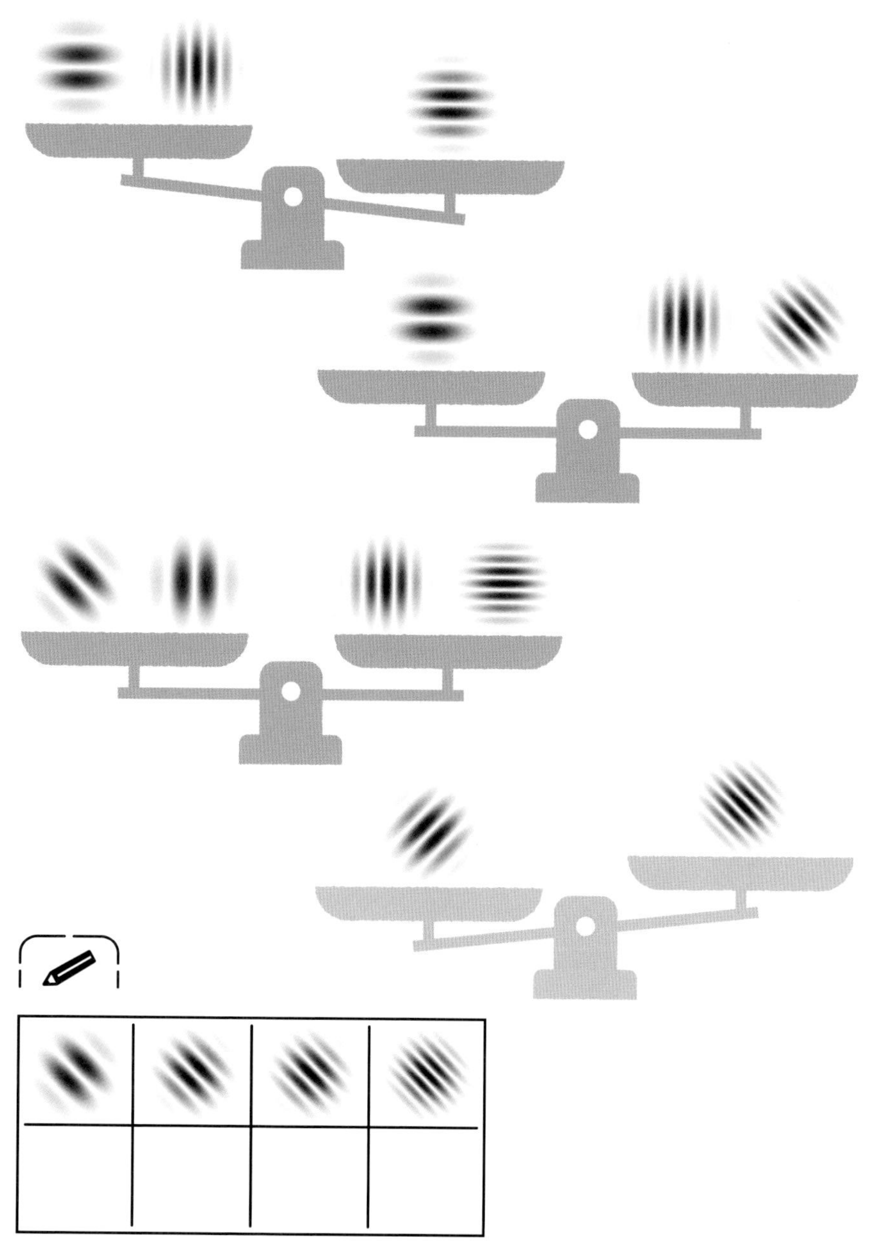

▶答えは P.138

27
日目

Q. 同じマークには同じカタカナが入ります。マークのカードはカタカナのカードのいずれかに対応しています。？に入る4文字のカタカナは何ですか。

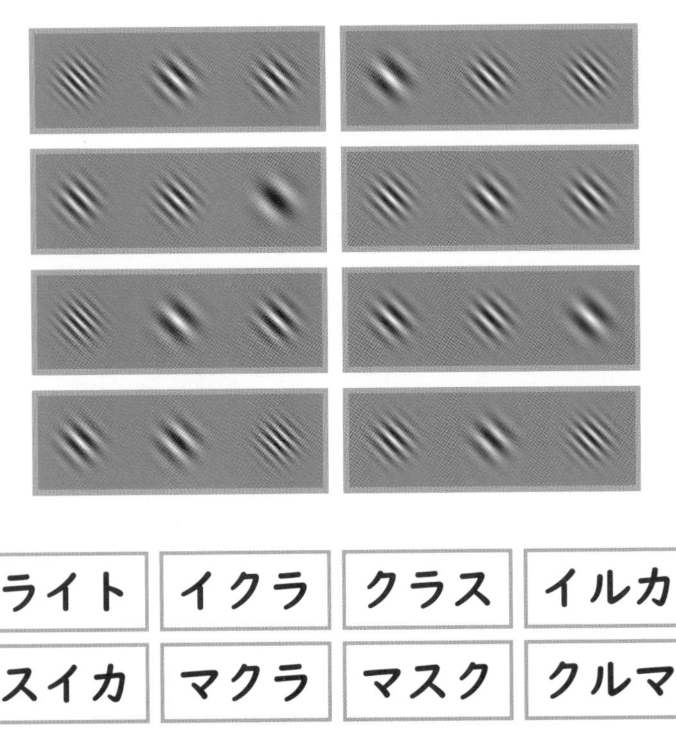

ライト	イクラ	クラス	イルカ
スイカ	マクラ	マスク	クルマ

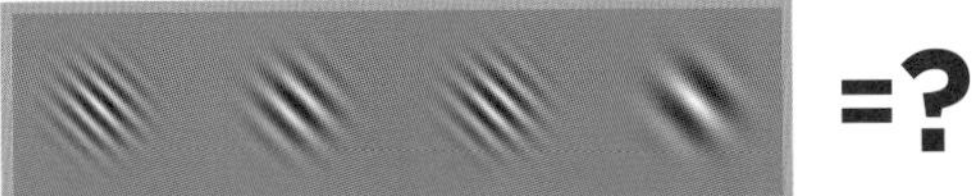
=?

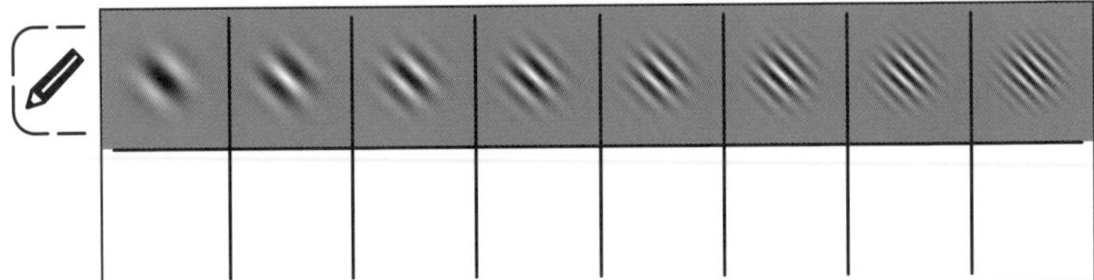

▶答えはP.139

28日目

Q. 下記の順をくり返しながらゴールまで進んでください。

START

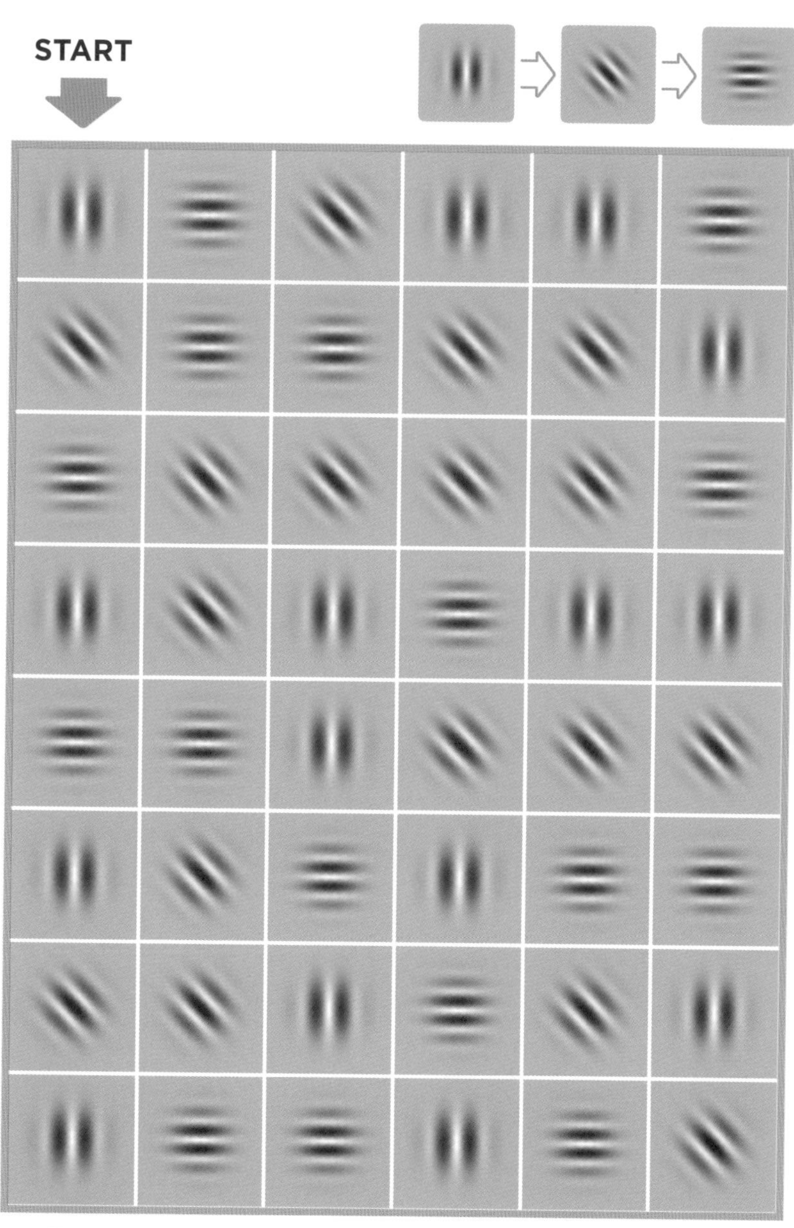

GOAL

▶答えは P.139

29日目

Q. ◆からスタートし、★まで進んでください。マークに到達すると、同じ縞数のマークのところまでワープします。

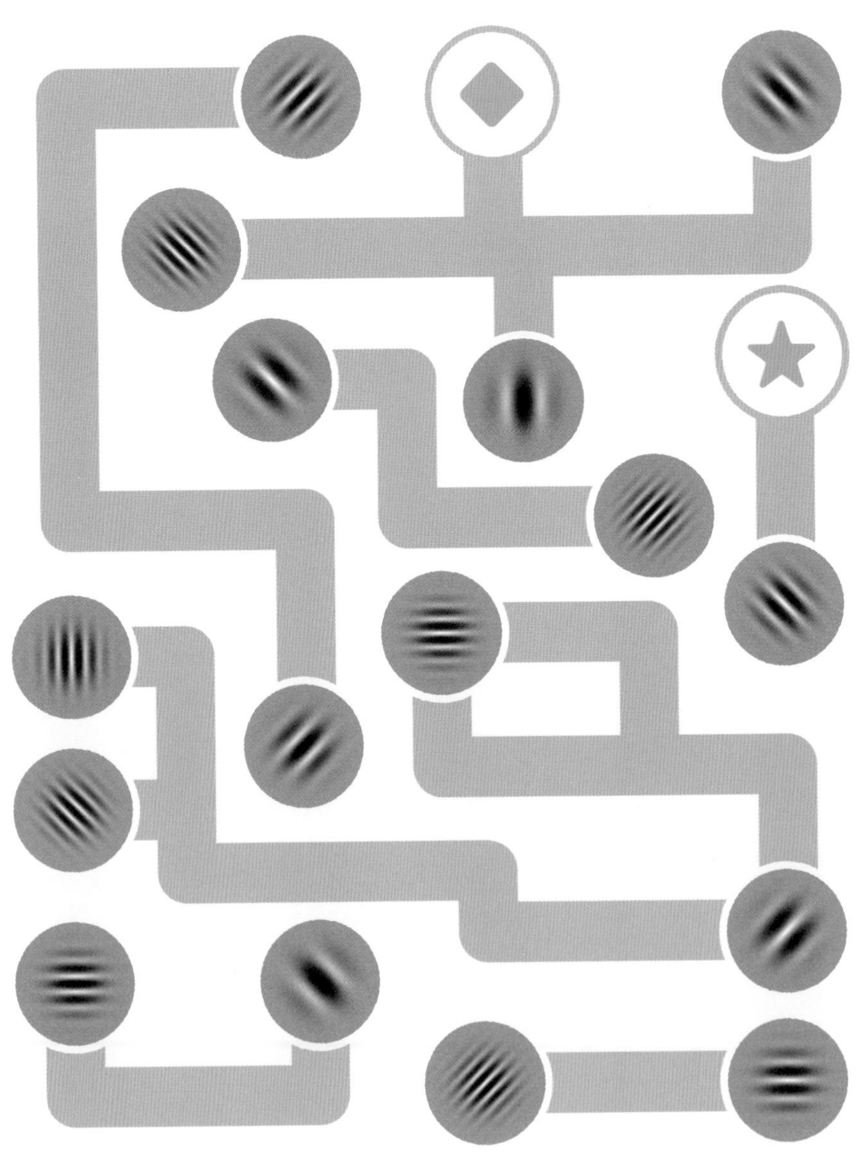

▶答えはP.140

30
日目

Q. AとBの違いを2か所見つけてください。

A

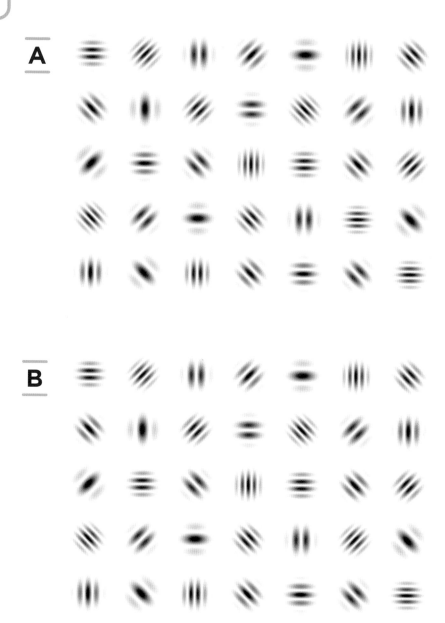

B

▶答えはP.140

Q. あるマークを同じマーク同士で線でつないでいくと、ある図形になります。どんな図形ですか。ただし、三角形・四角形ではありません。

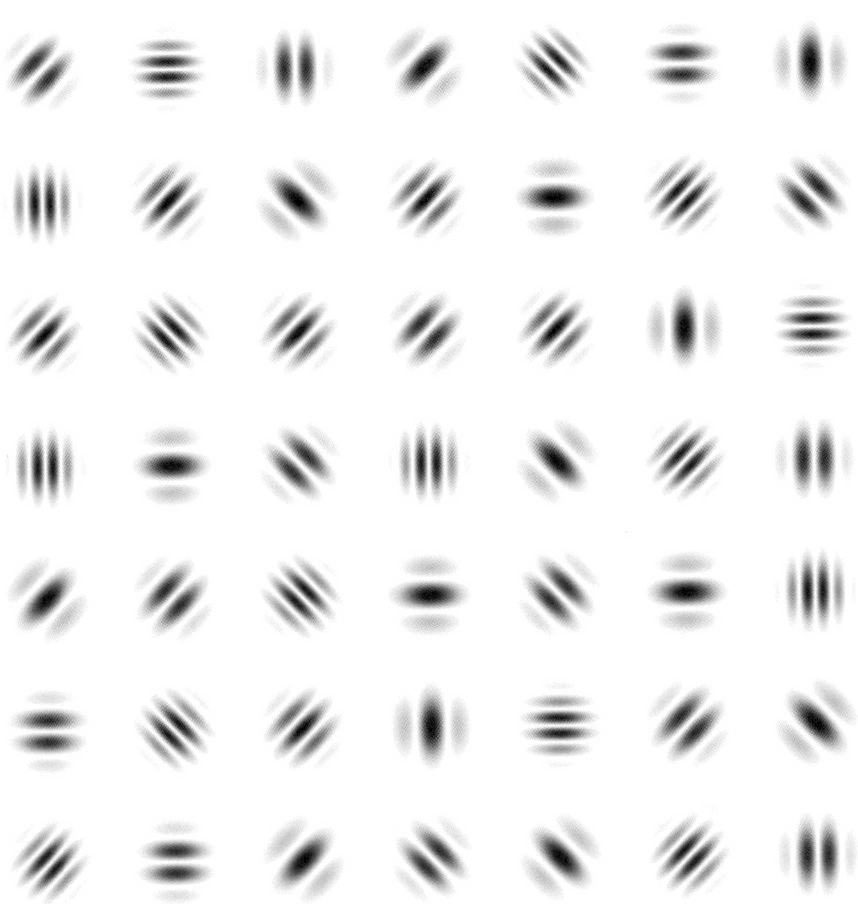

▶ 答えは P.141

32日目

Q. 上のグループにあって、下のグループにはないマークはどれ。マークは左右に回転します。

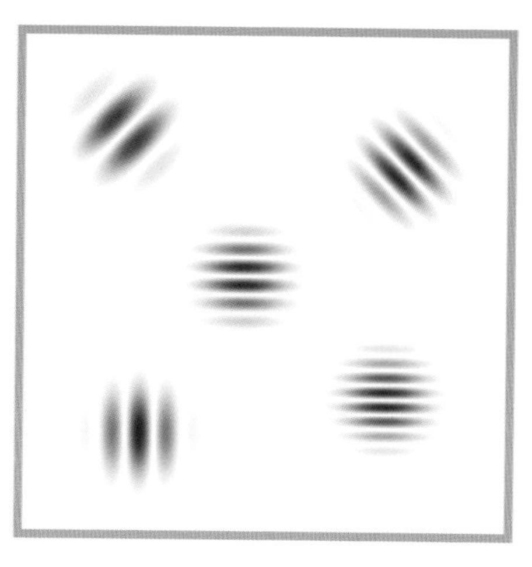

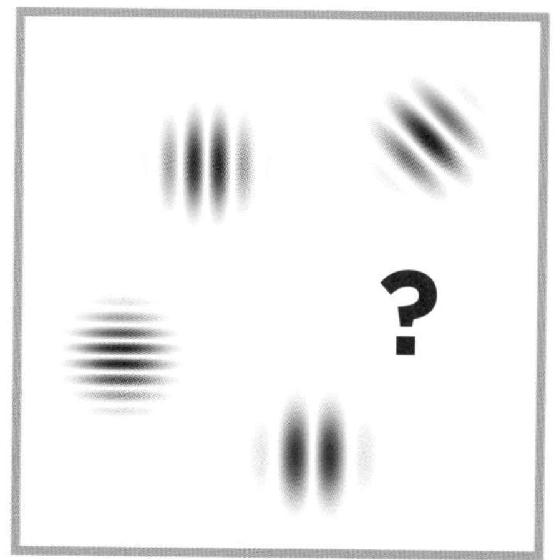

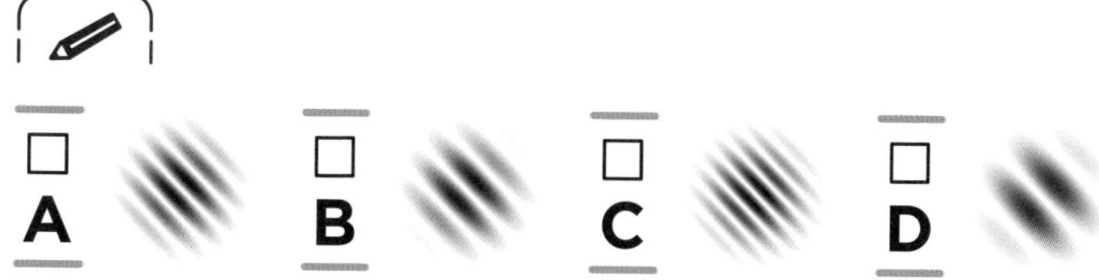

 ▶答えはP.141

Q. 上のグループにあって、下のグループにはないマークはどれ。マークは左右に回転します。

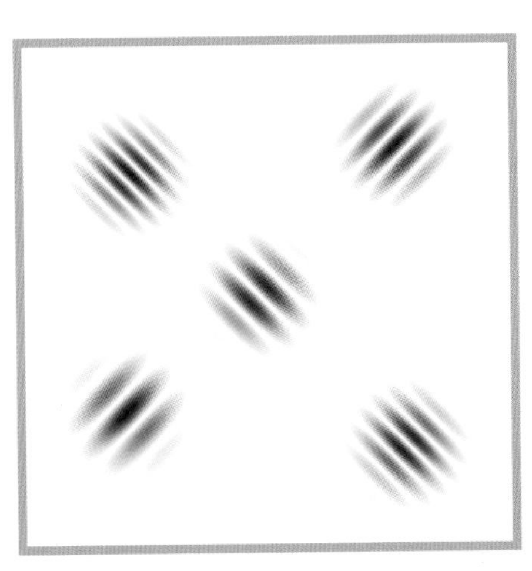

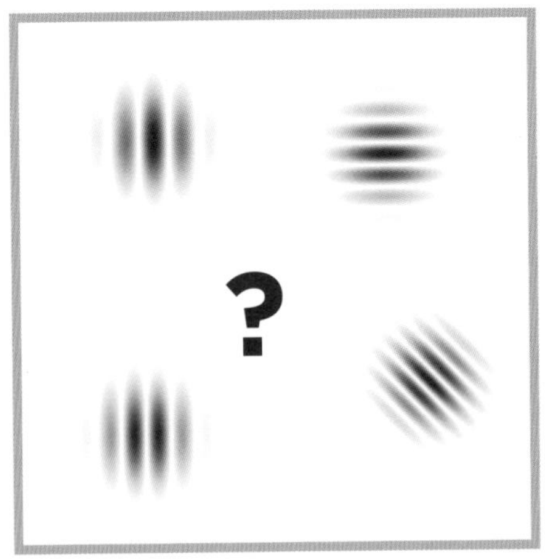

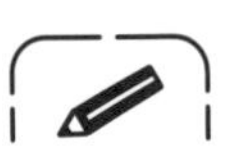

□ **A** 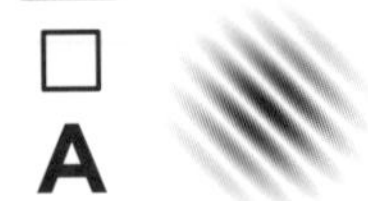

□ **B** 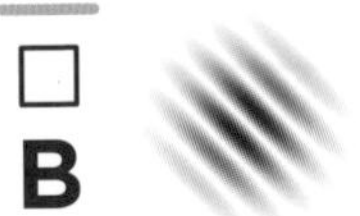

□ **C** 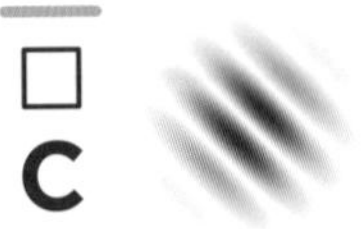

□ **D** 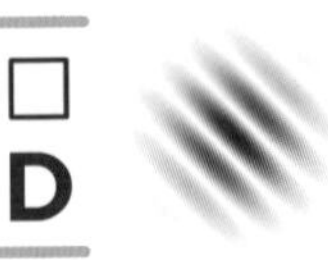

▶ 答えは P.142

Q. 組み合わせが同じグループはどれとどれですか。マークは左右に回転します。

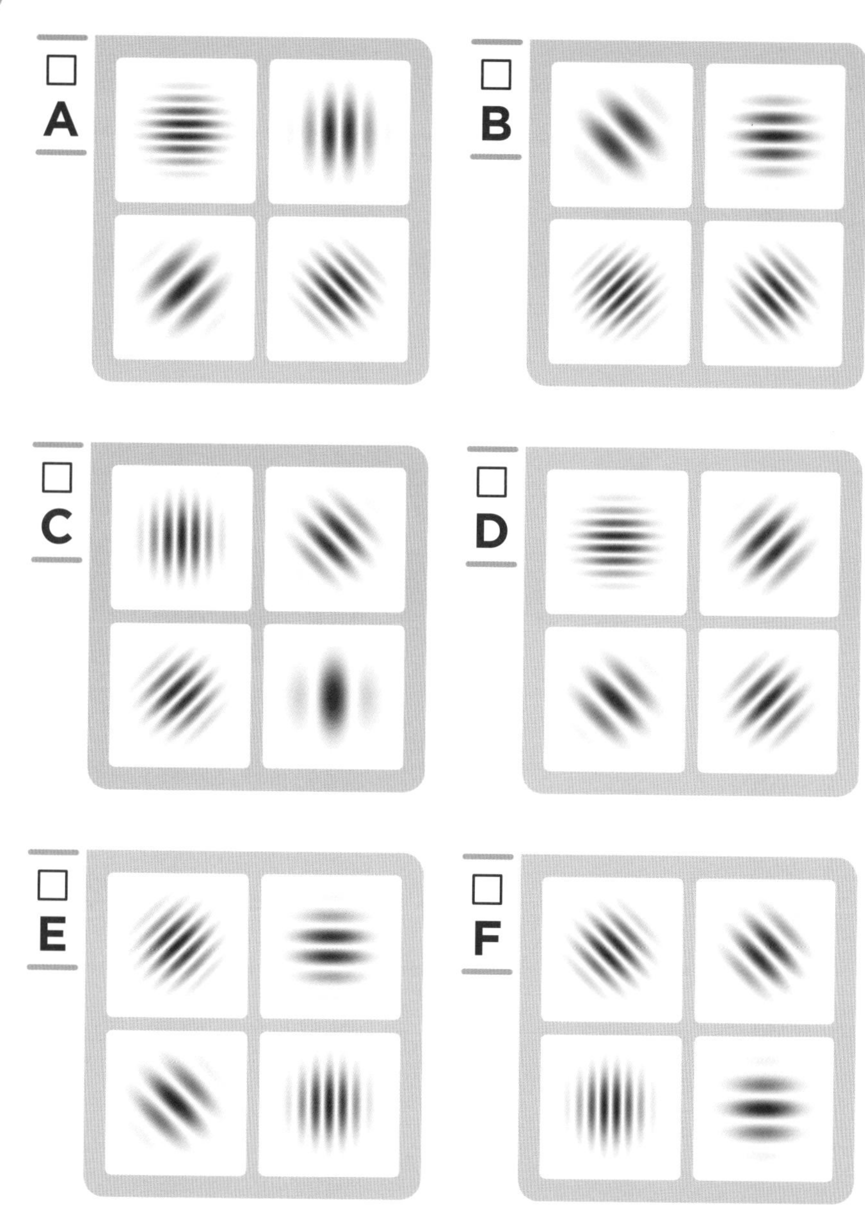

 ▶答えは P.142

Q. 同じ縞の数のマーク同士を線でつないでください。ただし、1つのマスは1度しか通過できません。マークの上は通過できません。

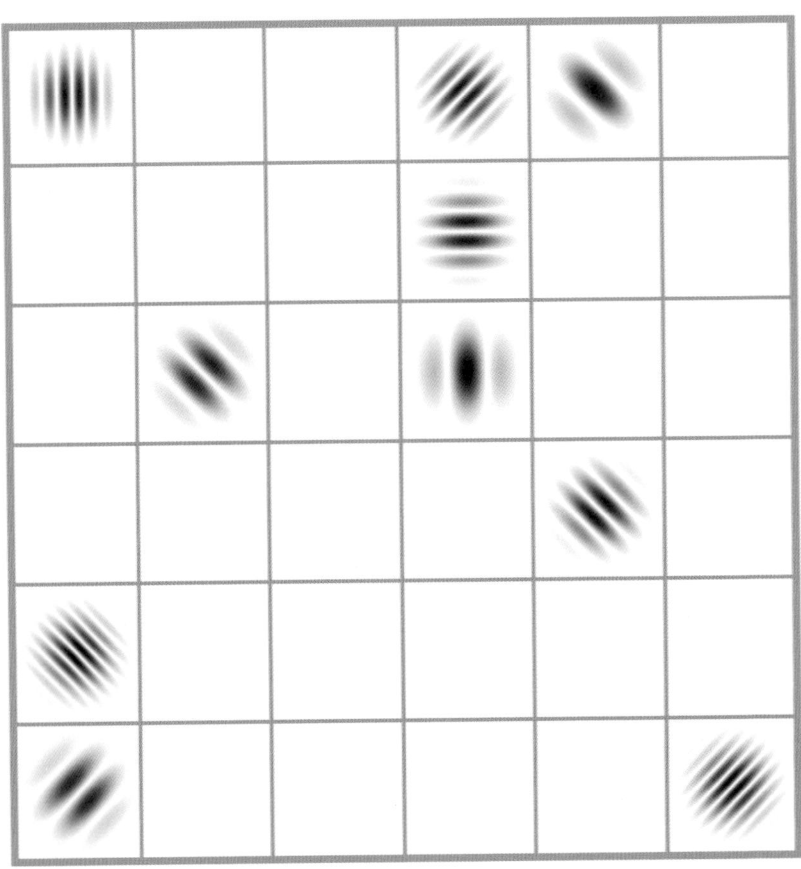

▶答えはP.143

Q. 次のなかから好きなマークを選び、それと同じマークを全部探し出してください。全部見つけ終わったら、別のマークを選び、同じことをくり返してください。

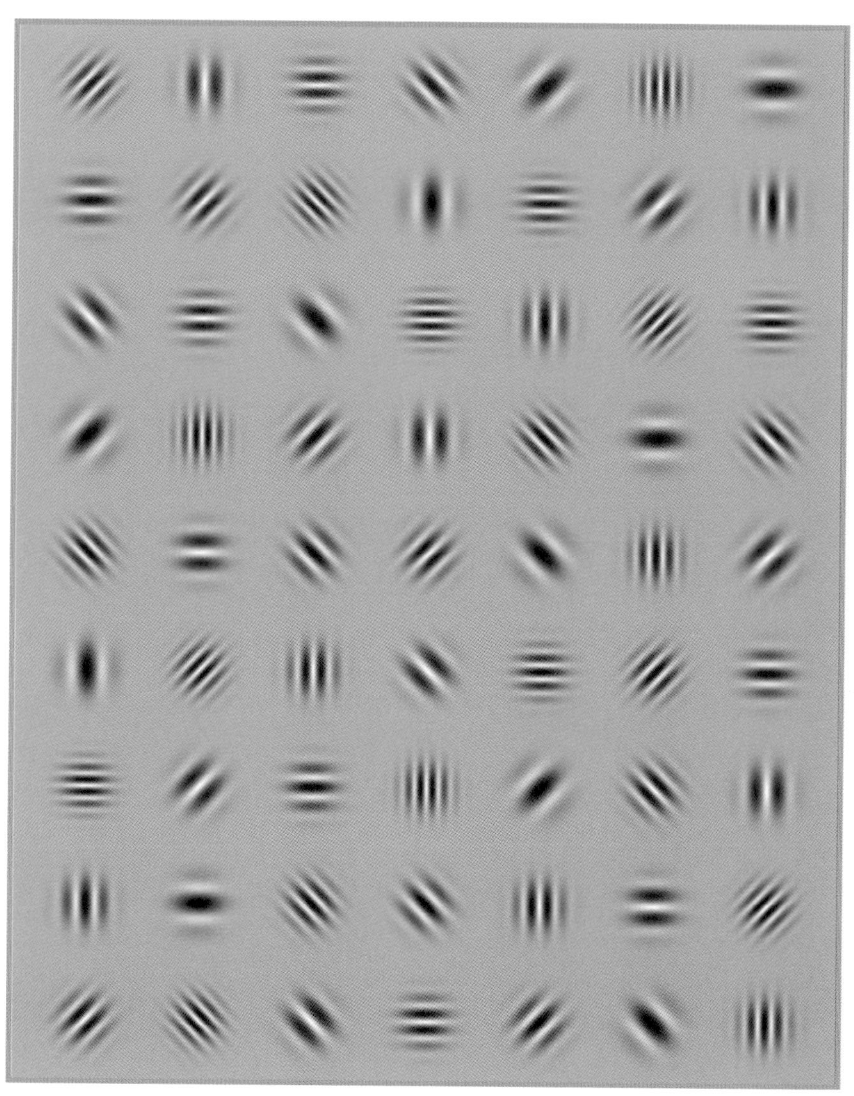

▶答えは P.143

Q. 次のなかから好きなマークを選び、それと同じマークを全部探し出してください。全部見つけ終わったら、別のマークを選び、同じことをくり返してください。

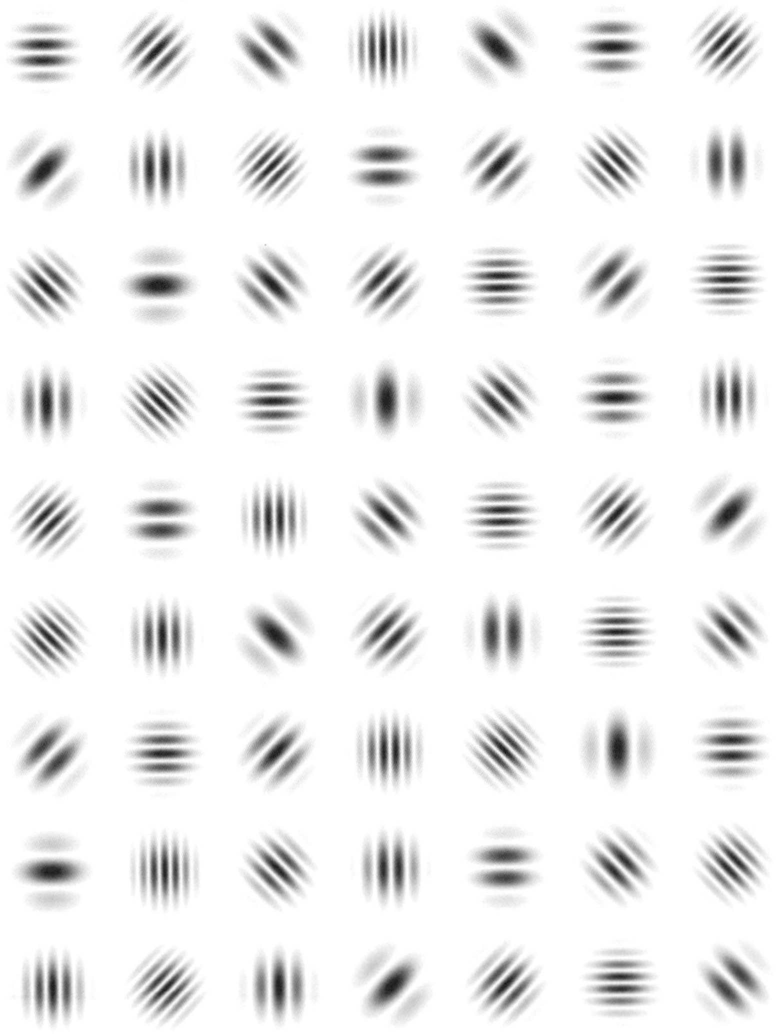

▶ 答えはP.144

38
日目

Q. [mark] と同じマークはいくつありますか。

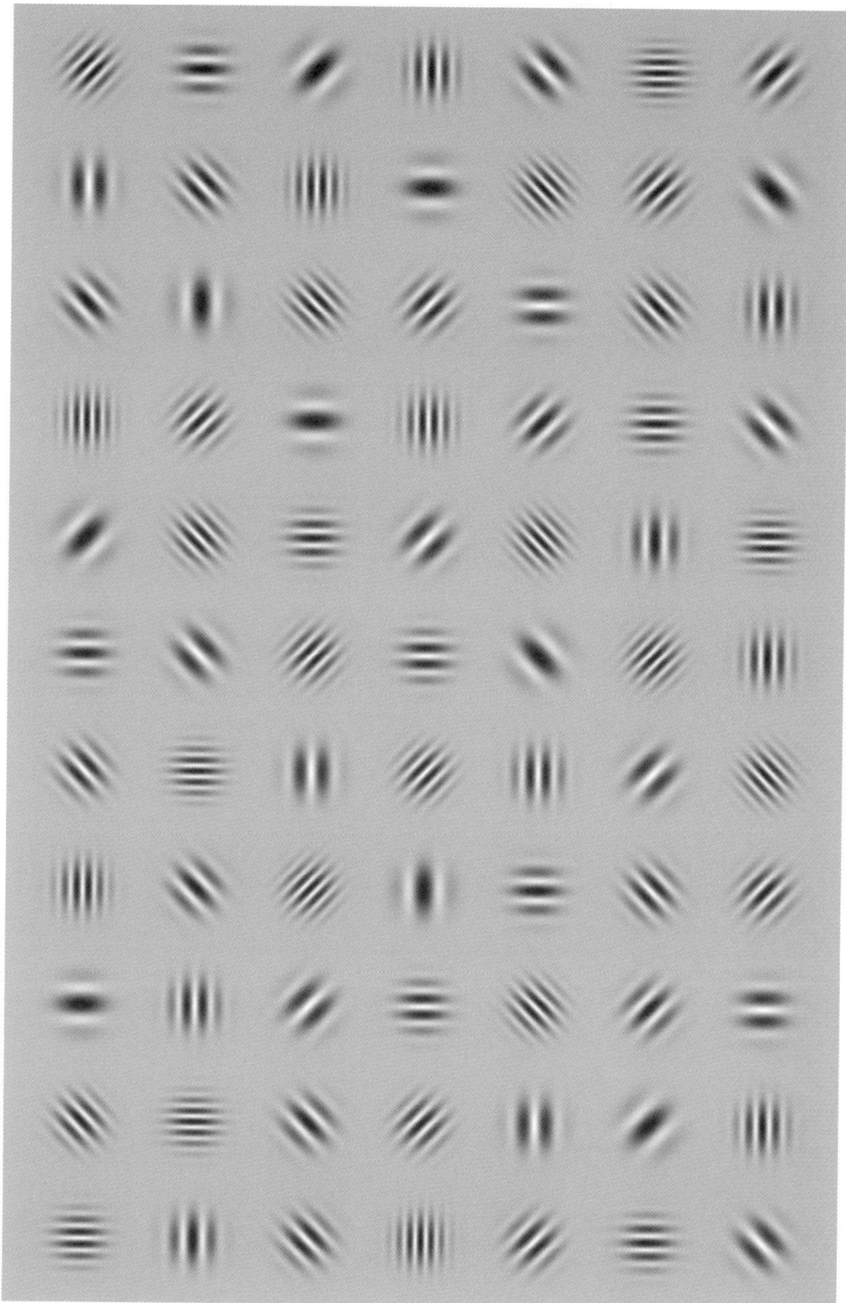

▶答えは P.144

Q. ある法則にしたがってマークが並んでいます。？のマスにはA～Dのどれが入りますか。

？

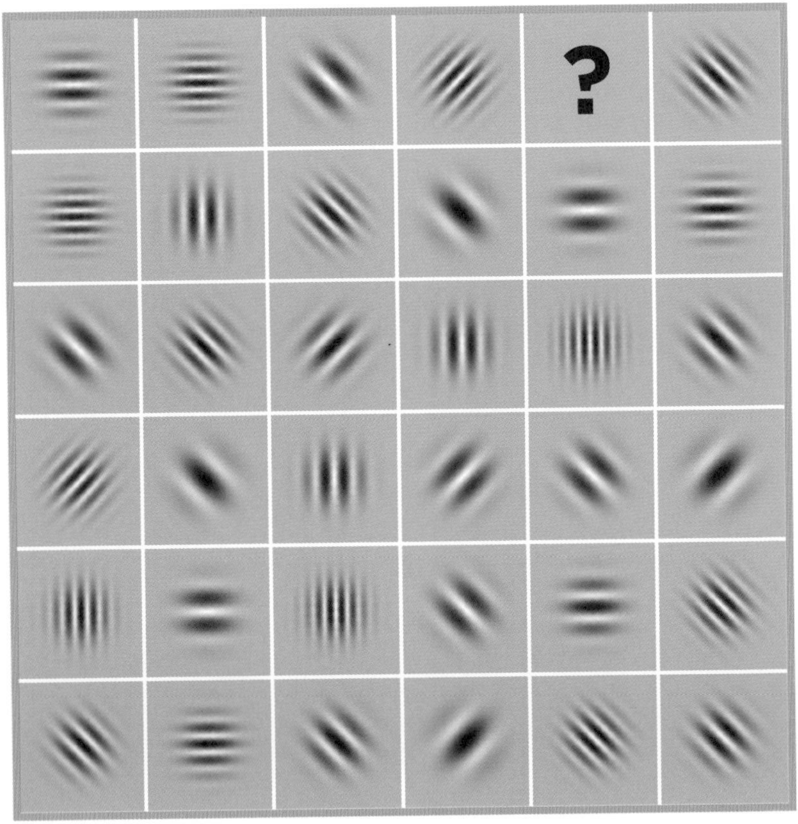

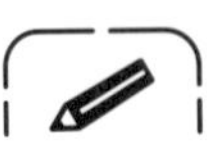

□ **A** 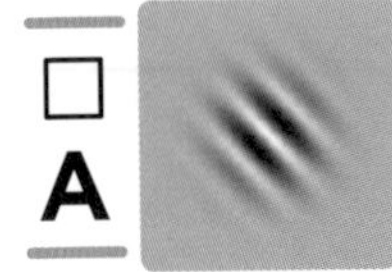

□ **B** 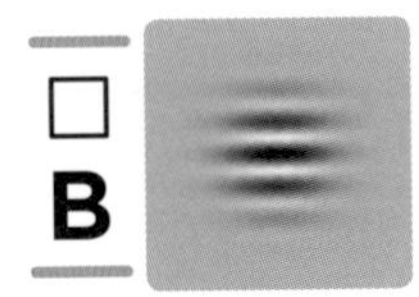

□ **C** 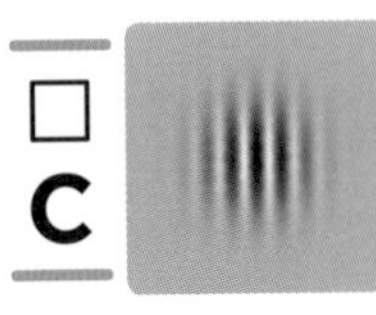

□ **D** 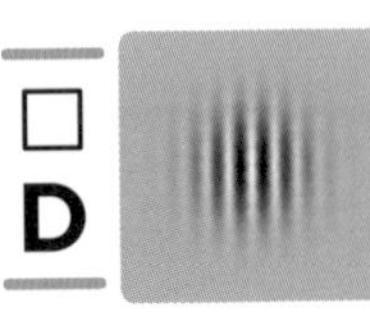

▶答えはP.145

Q. ある法則にしたがってマークが並んでいます。?のマスにはA～Cのどれが入りますか。マークは左右に回転します。

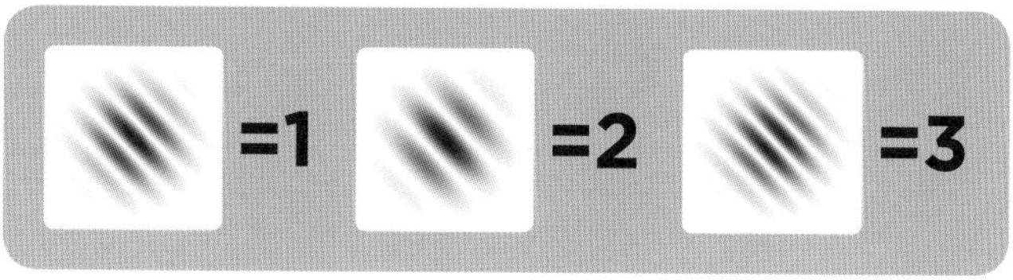

=1 =2 =3

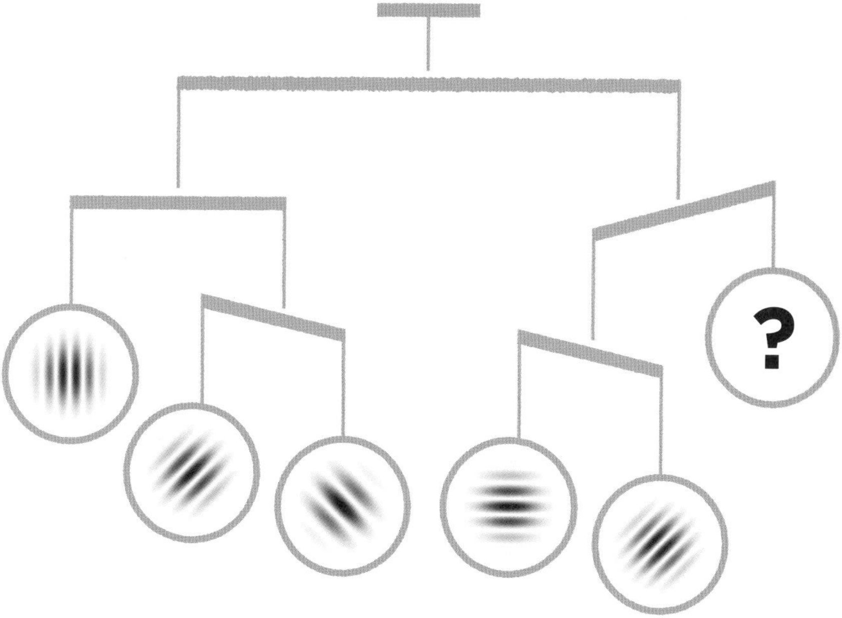

?

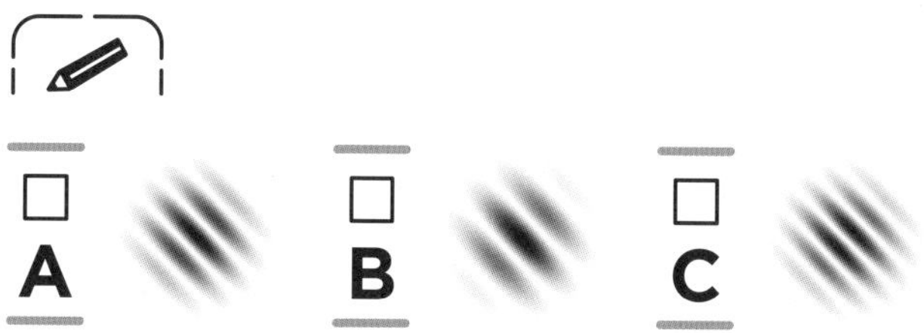

 ▶答えはP.145

Q. それぞれのマークに数字を当てはめて計算してください。向きが変わっても縞の数が同じマークは同じ数字を当てはめてください。

41日目

=1 =2 =3 =4
=5 =6 =7 =8

+ =
+ =
+ =
+ =
+ =
+ =
+ =
+ =
+ =
+ =

▶答えはP.146

42日目

Q. 重い順に1～4の数字を書き入れてください。マークは回転しても同じ重さです。

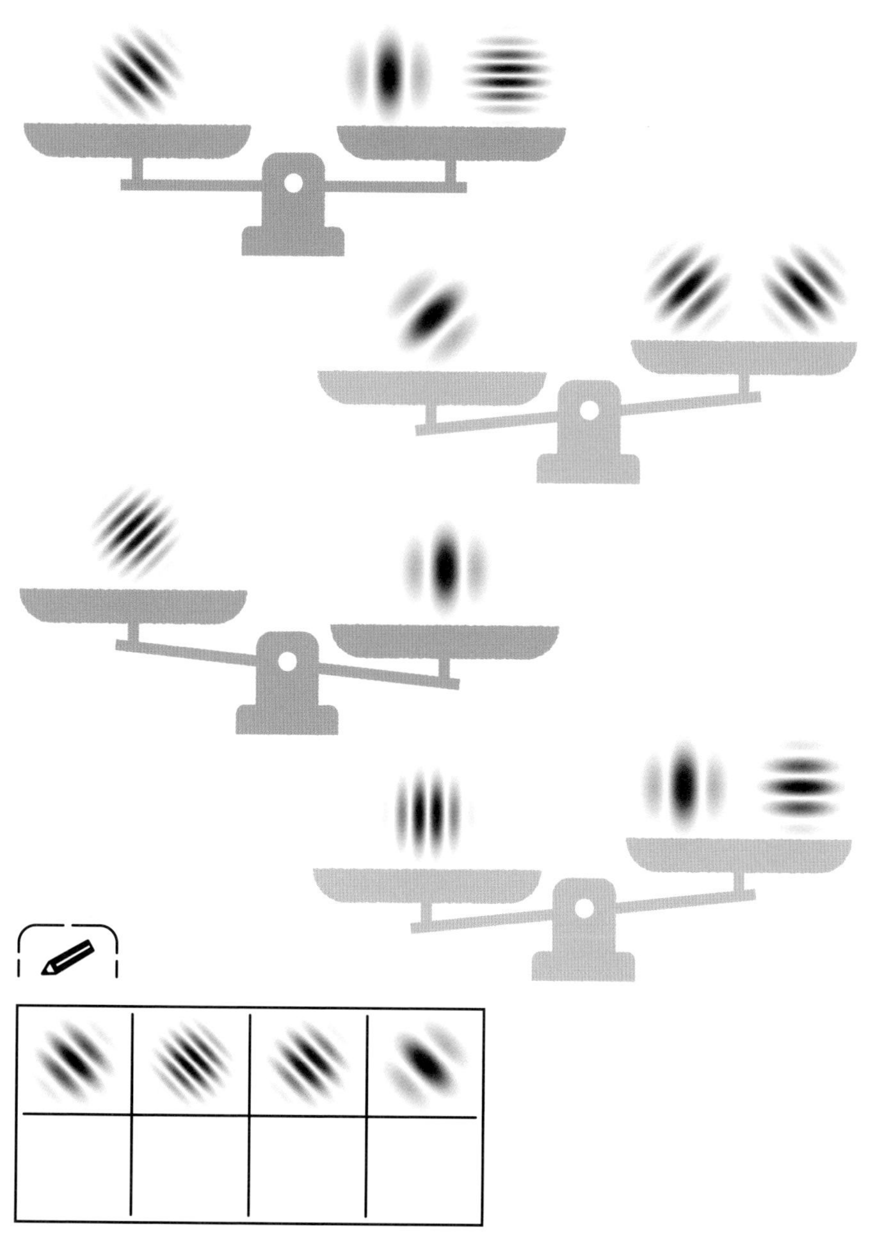

▶答えはP.146

43
日目

Q. 下記の順をくり返しながらゴールまで進んでください。

START

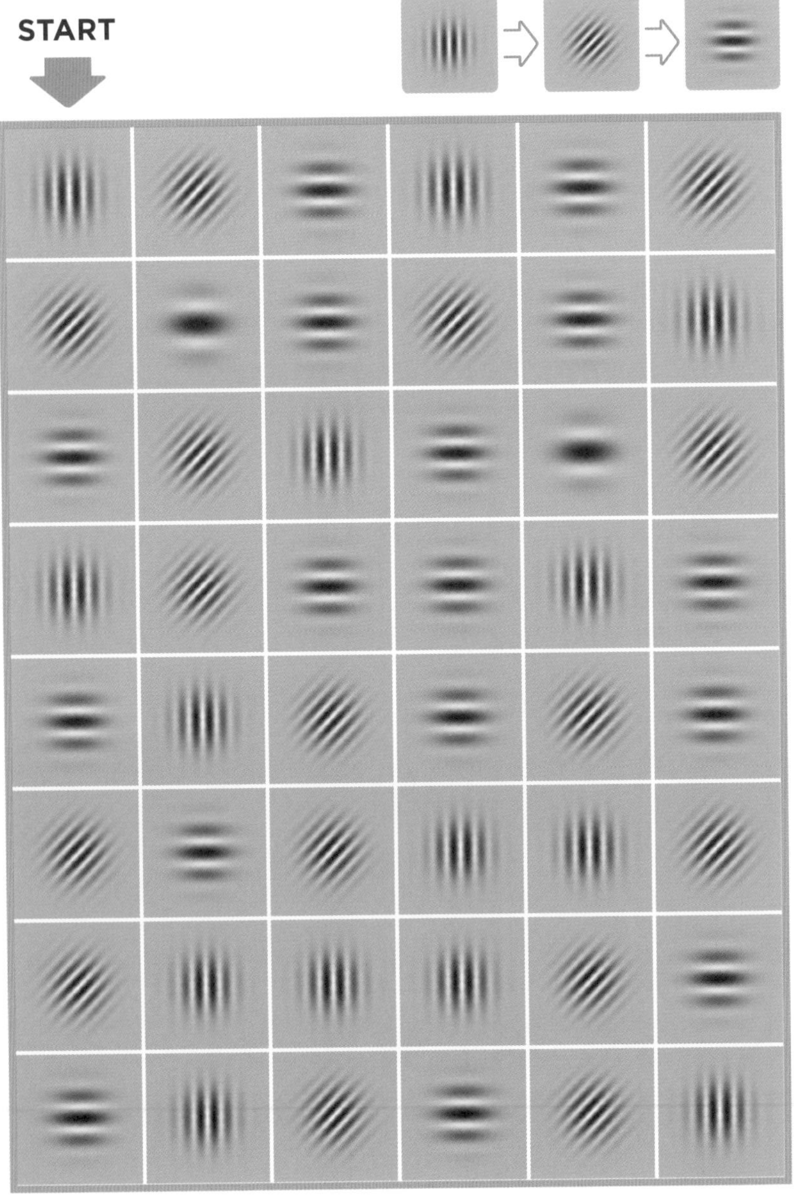

GOAL

▶答えは P.147

44
日目

Q. あるマークを同じマーク同士で線でつないでいくと、ある図形になります。どんな図形ですか。ただし、三角形・四角形ではありません。

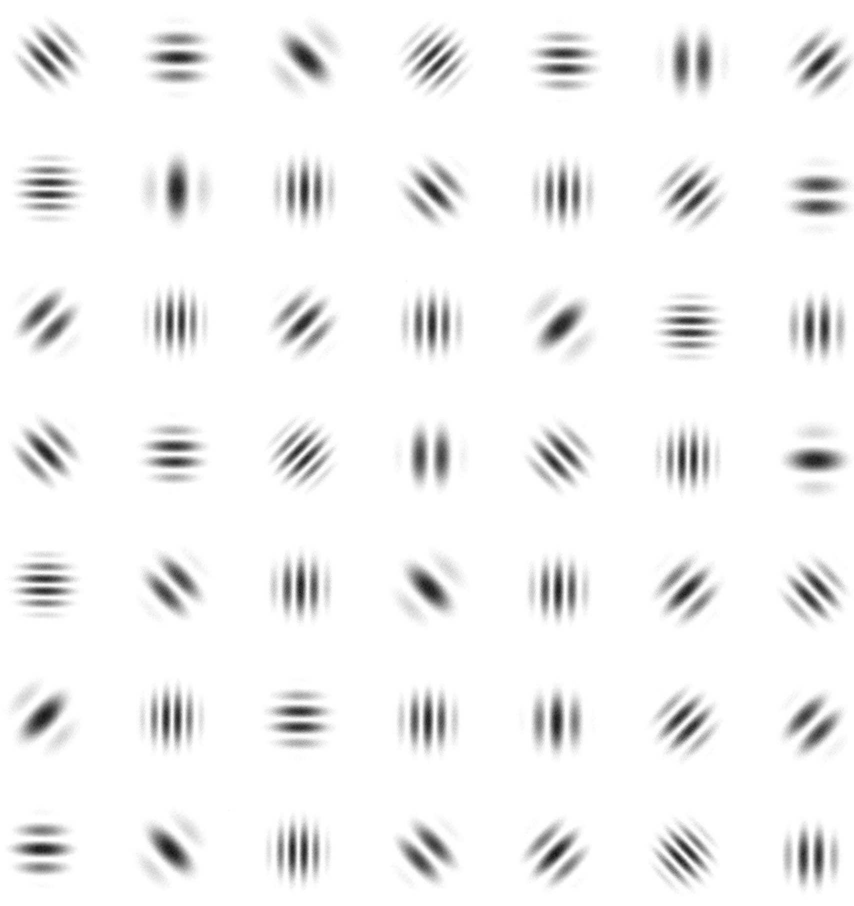

▶答えは P.147

Q. AとBの違いを3か所見つけてください。

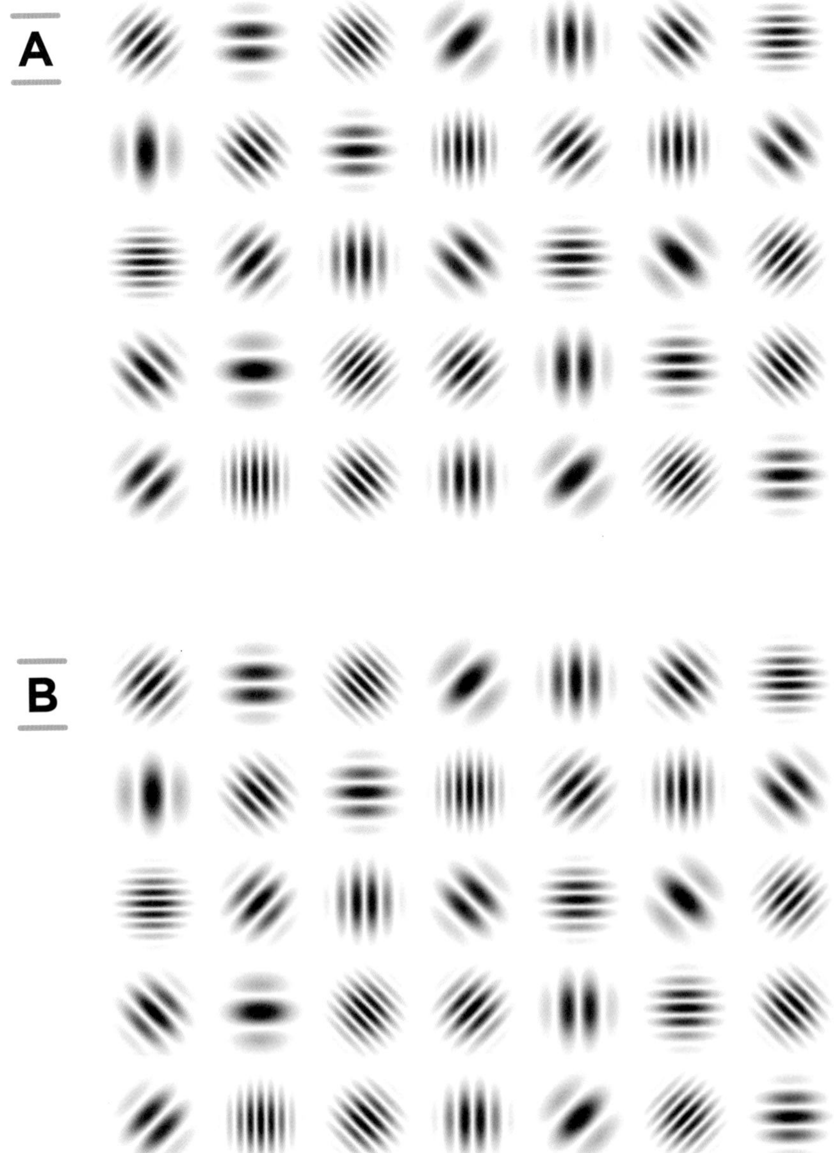

▶答えはP.148

46
日目

Q. 上のグループにあって、下のグループにはないマークはどれ。マークは左右に回転します。

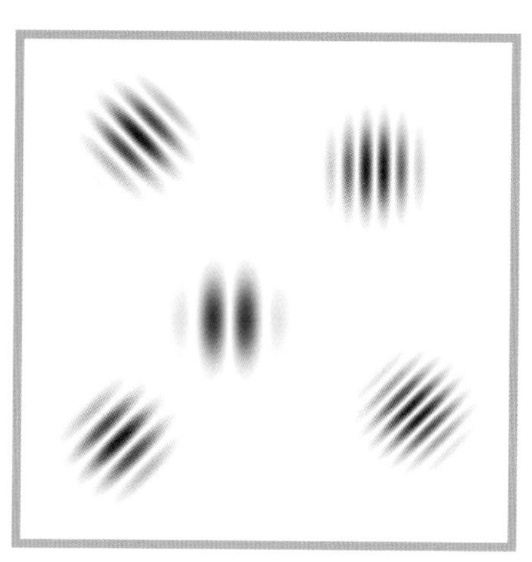

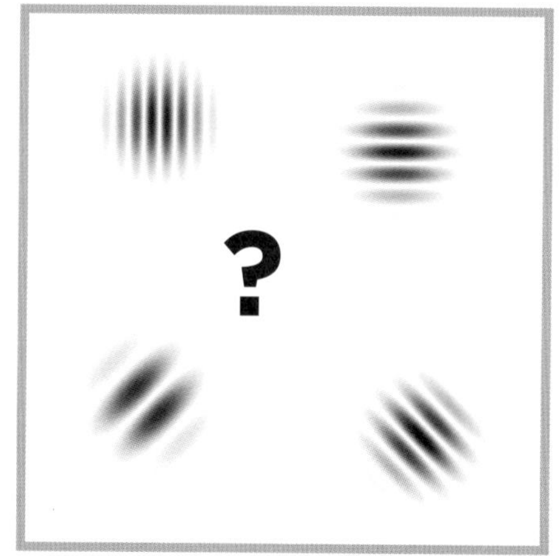

□ A 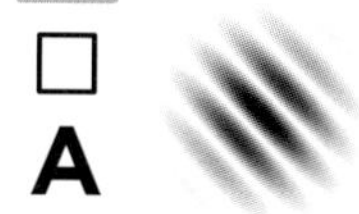

□ B 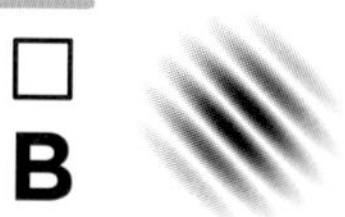

□ C 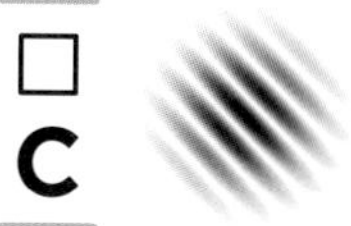

□ D 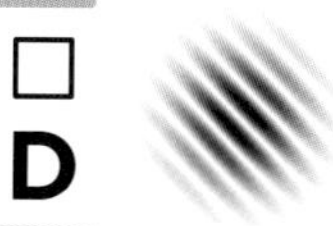

▶ 答えは P.148

Q. 上のグループにあって、下のグループにはないマークはどれ。マークは左右に回転します。

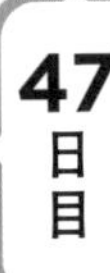

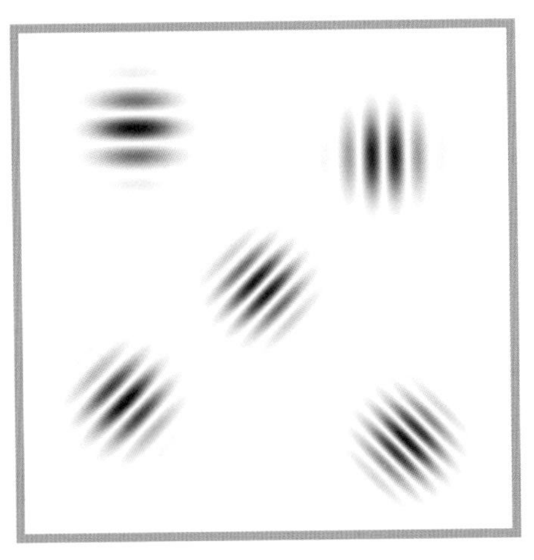

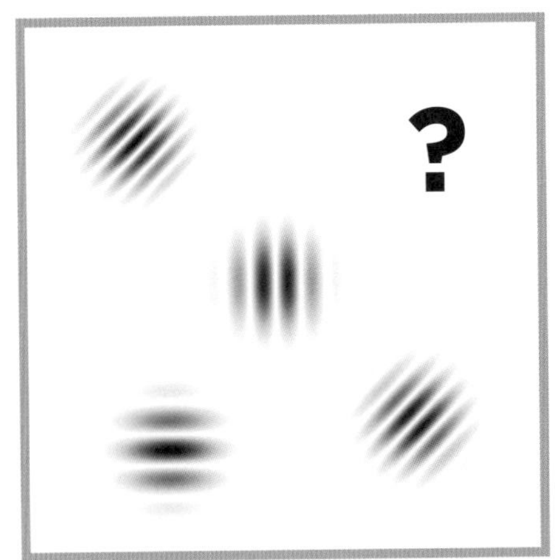

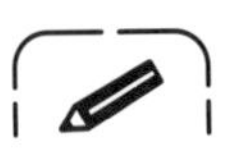

□ A 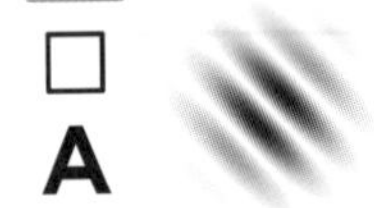

□ B 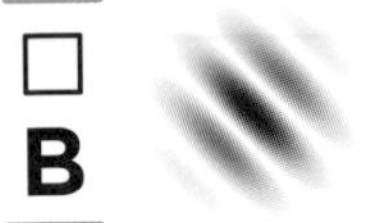

□ C 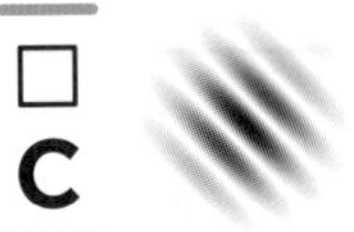

□ D 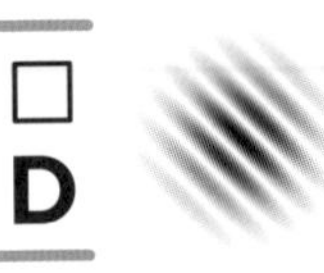

▶ 答えは P.149

Q. 組み合わせが同じグループはどれとどれですか。マークは左右に回転します。

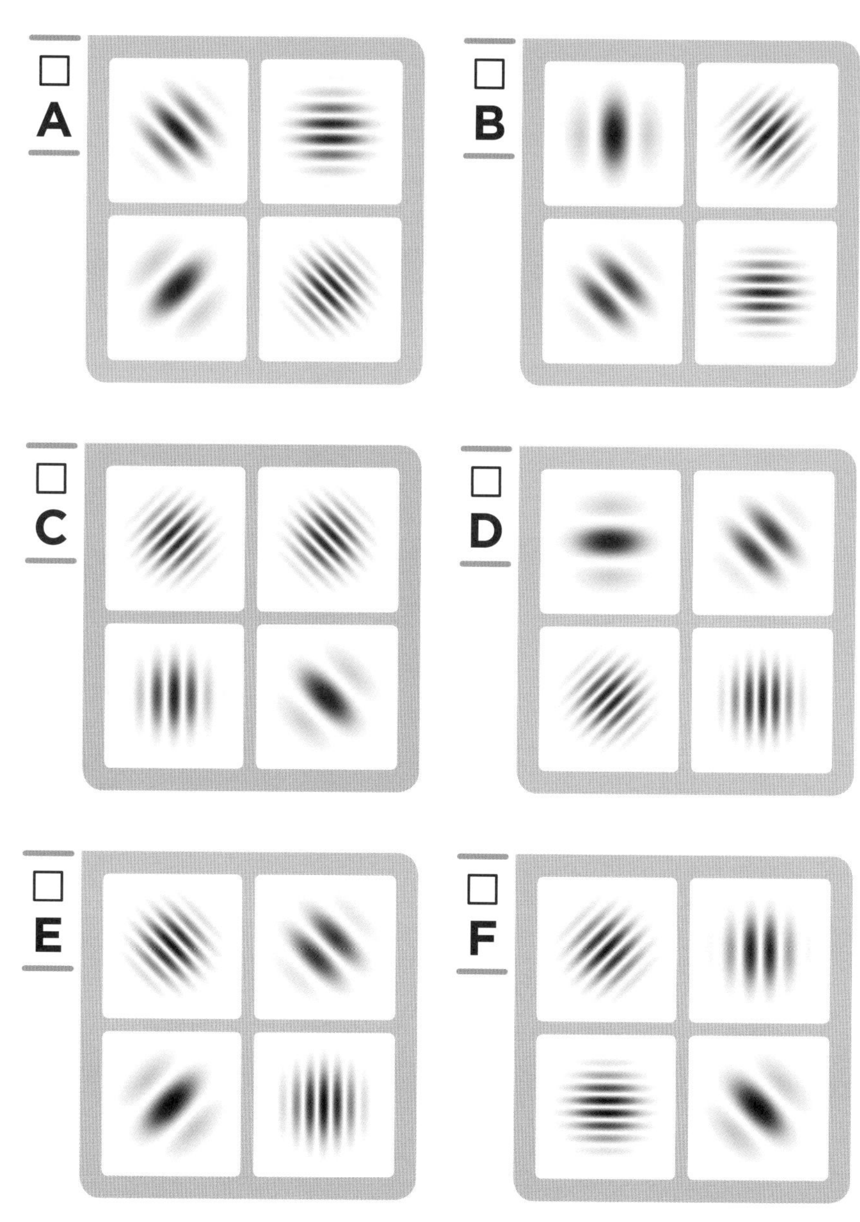

 ▶答えは P.149

Q. 同じ縞の数のマーク同士を線でつないでください。ただし、1つのマスは1度しか通過できません。マークの上は通過できません。

49日目

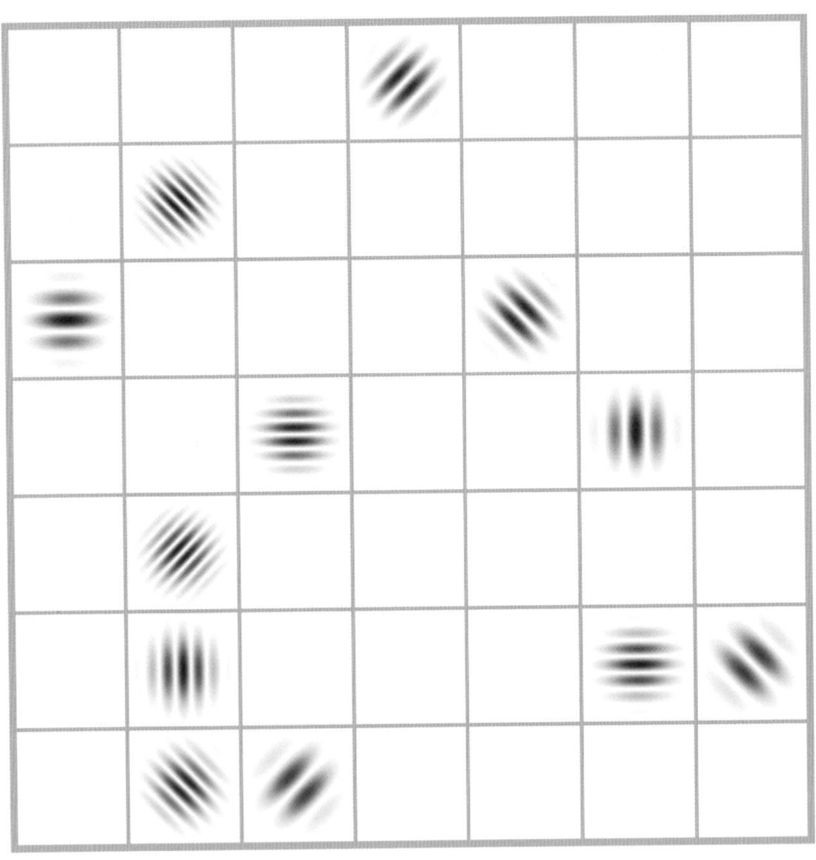

▶答えはP.150

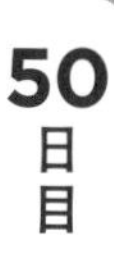

Q. ある法則にしたがってマークが並んでいます。？のマスにはA〜Dのどれが入りますか。

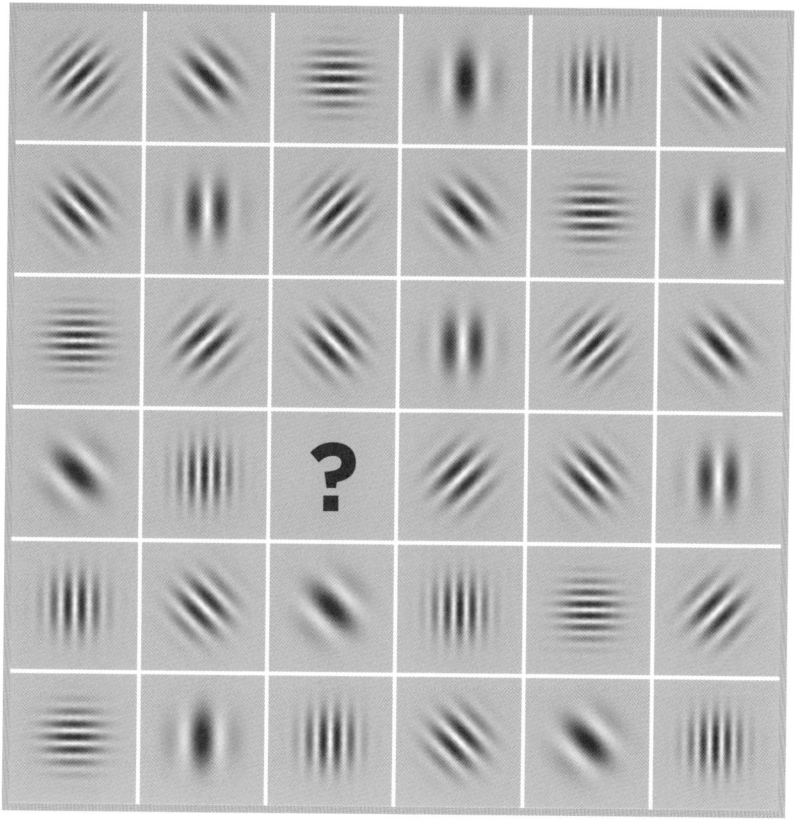

？

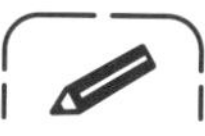

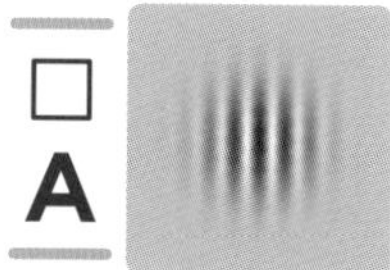

□ **A**

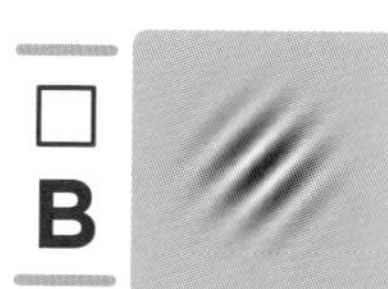

□ **B**

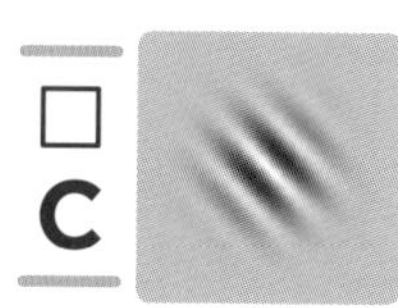

□ **C**

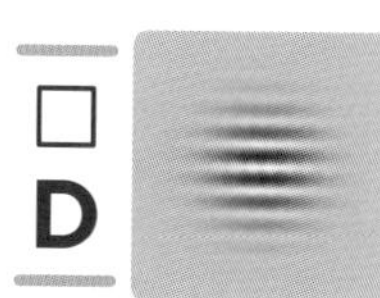

□ **D**

▶答えはP.150

Q. ある法則にしたがってマークが並んでいます。？のマスにはA～Dのどれが入りますか。マークは左右に回転します。

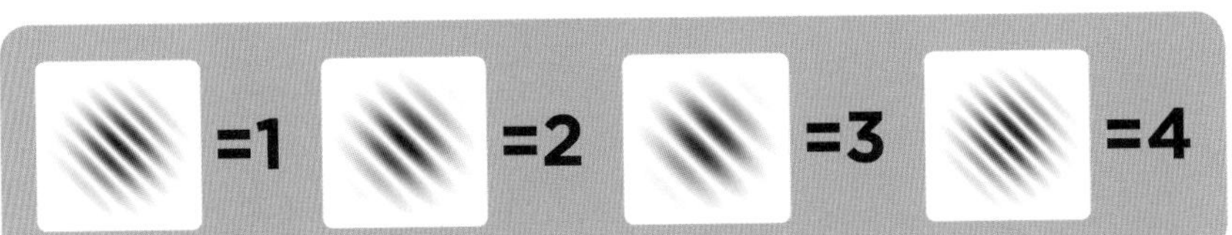

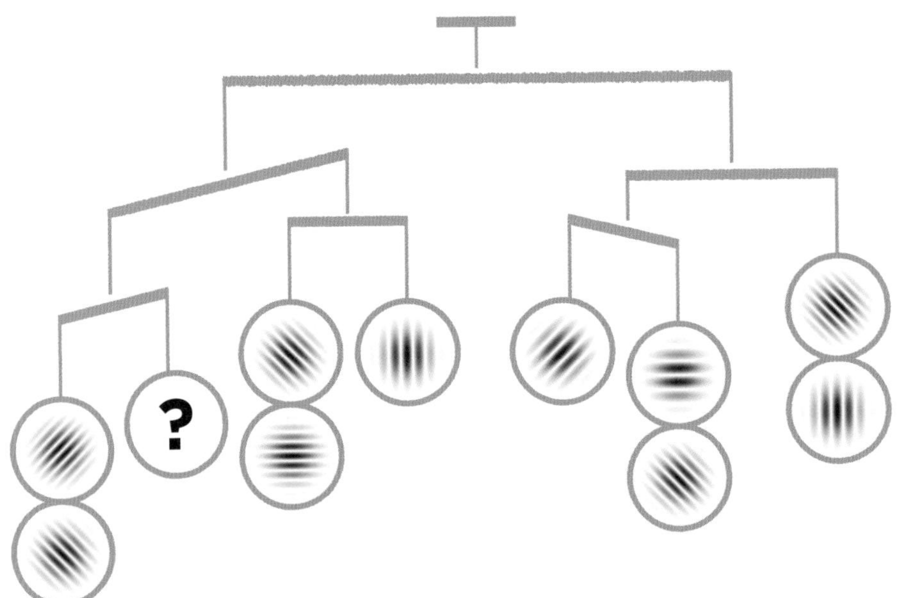

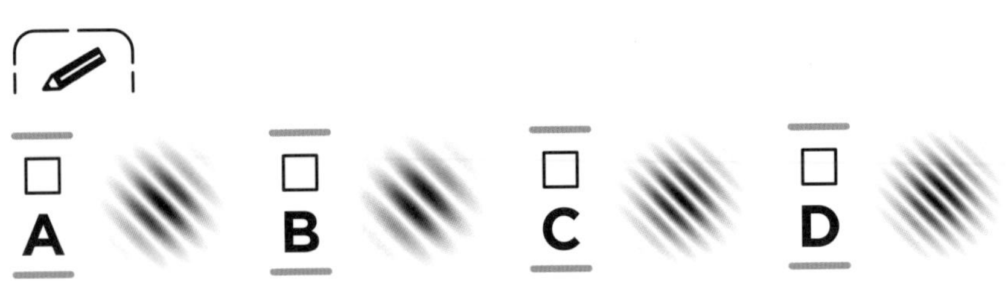

▶ 答えは P.151

52
日目

Q. 重い順に１～４の数字を書き入れてください。マークは回転しても同じ重さです。

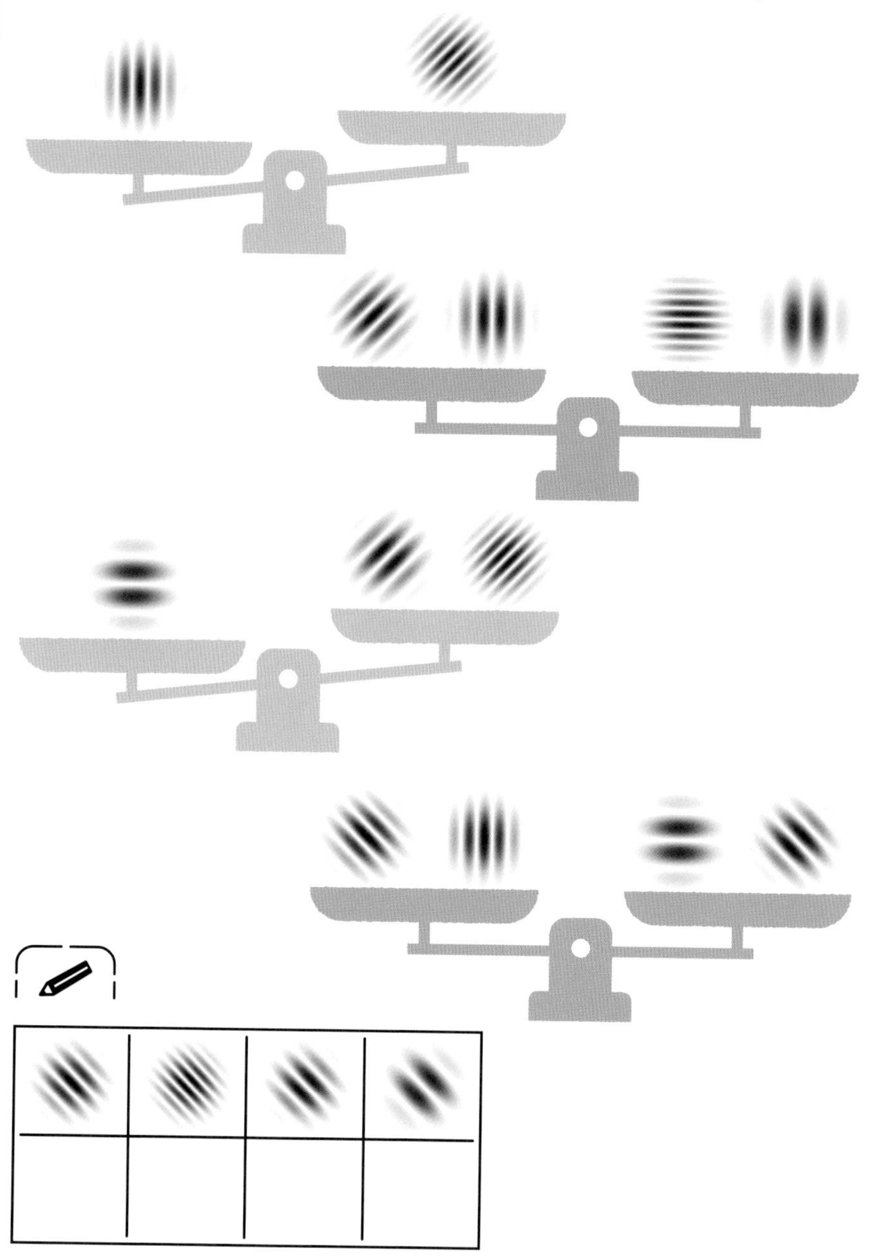

▶答えは P.151

Q. 下記の順をくり返しながらゴールまで進んでください。

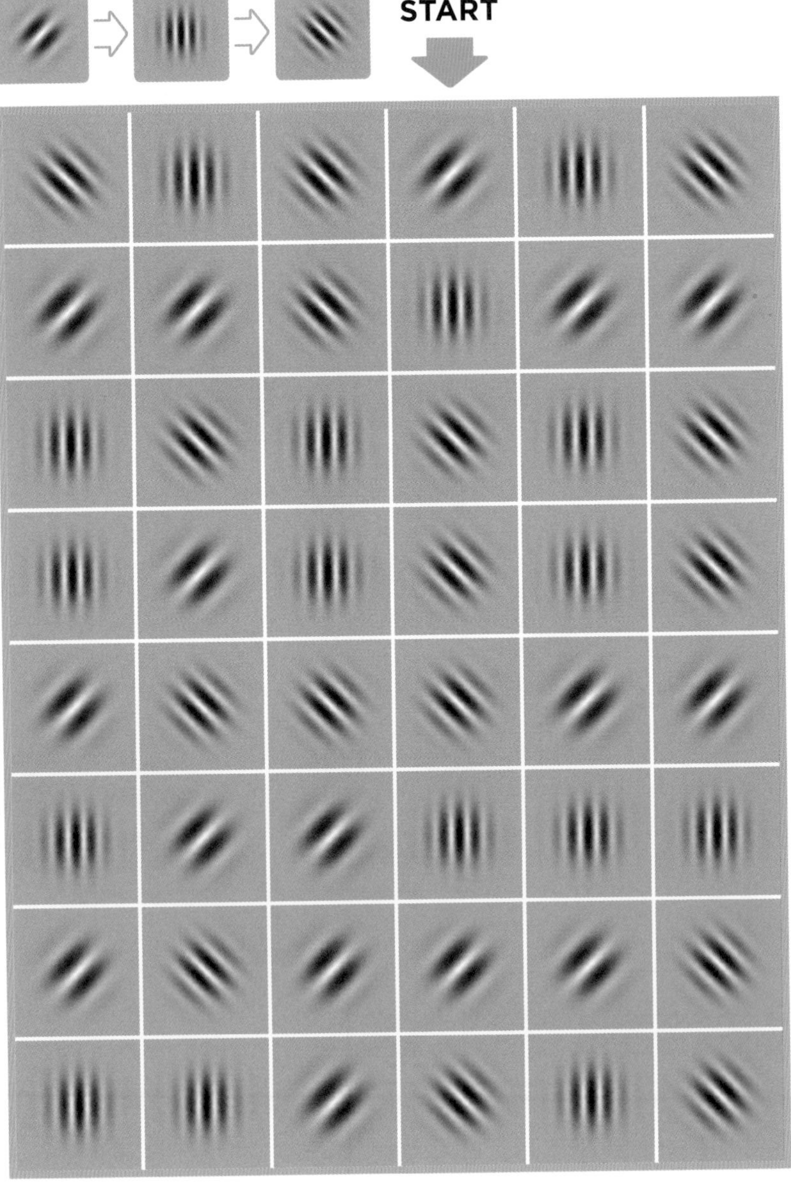

▶ 答えは P.152

54
日目

Q. 次のなかから好きなマークを選び、それと同じマークを全部探し出してください。全部見つけ終わったら、別のマークを選び、同じことをくり返してください。

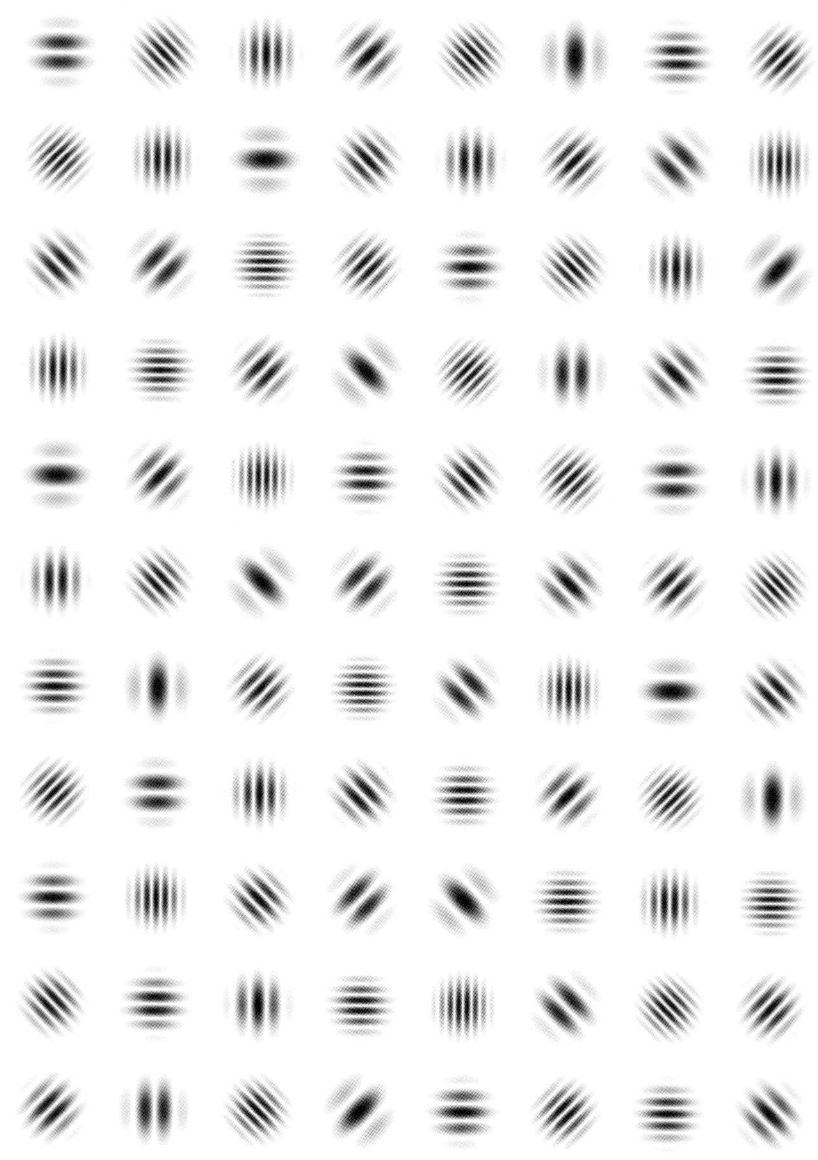

▶答えは P.152

Q. 次のなかから好きなマークを選び、それと同じマークを全部探し出してください。全部見つけ終わったら、別のマークを選び、同じことをくり返してください。

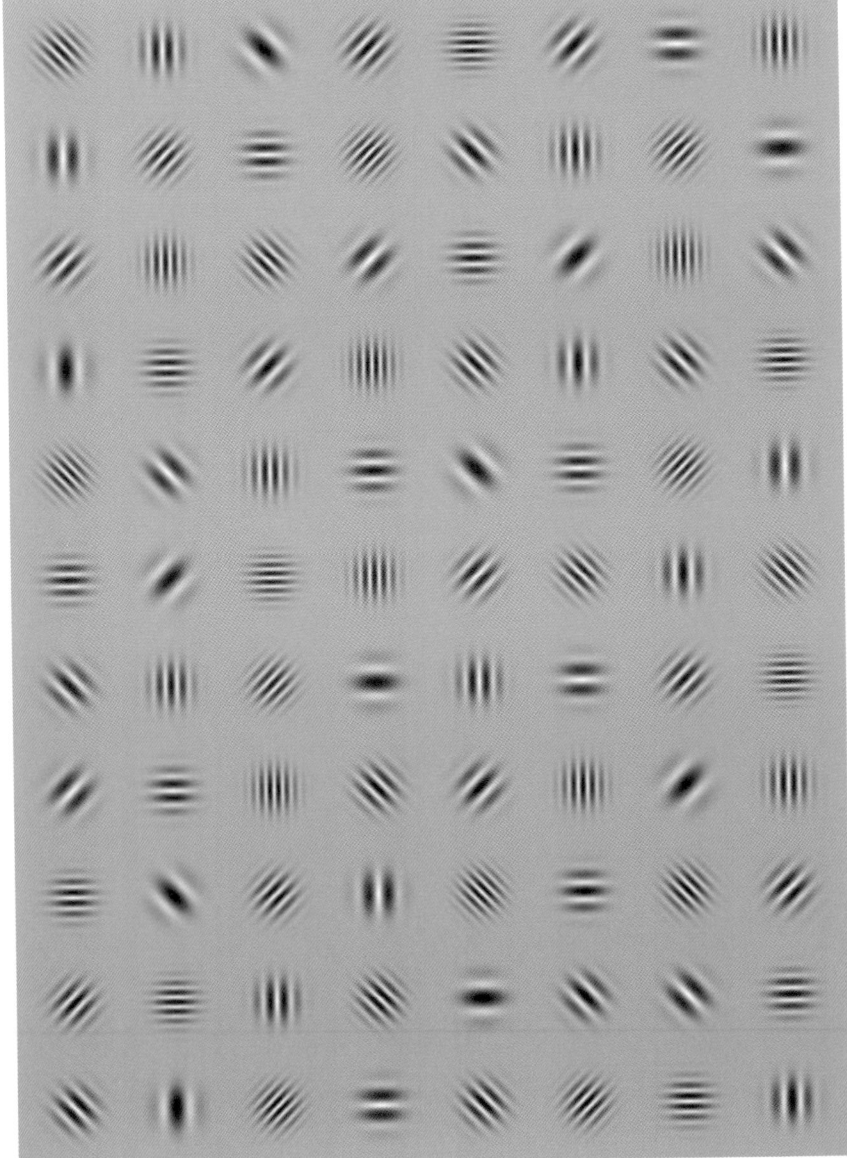

▶ 答えは P.153

56
日目

Q. あるマークを同じマーク同士で線でつないでいくと、ある図形になります。どんな図形ですか。ただし、三角形・四角形ではありません。

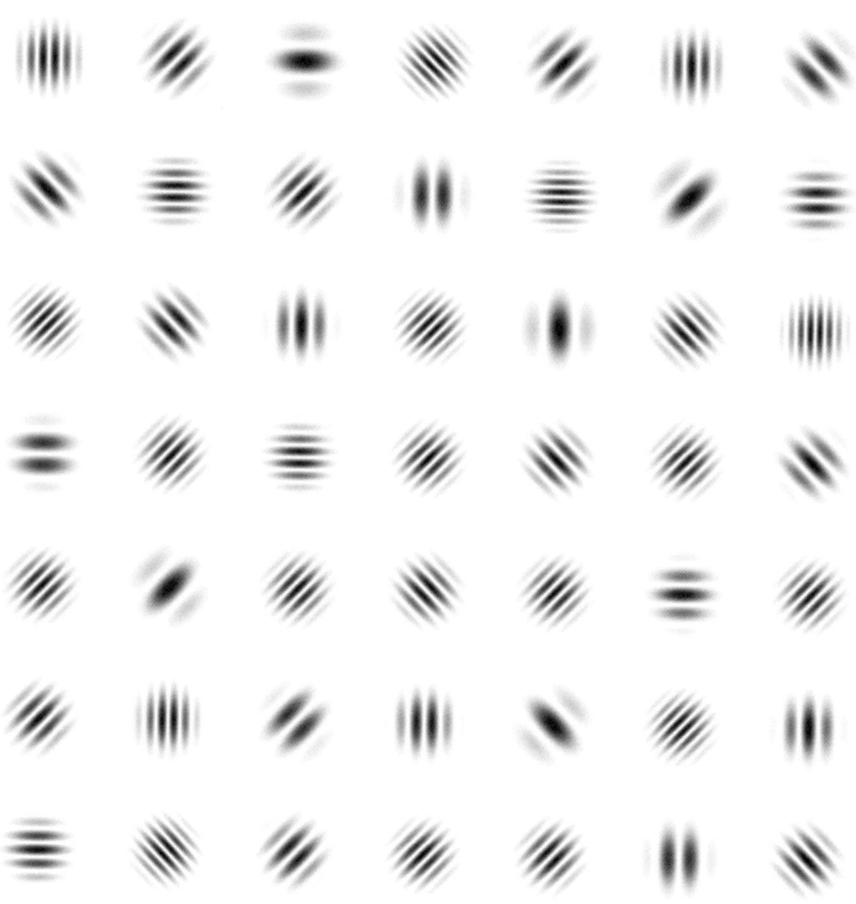

 ▶ 答えはP.153

column 2

大反響の「ガボール・アイ」その一部をご紹介！

前著の『ガボール・アイ』では、さまざまな反響がありました。メディアから大学の研究まで、そのすべてを紹介することはできませんが、ここでは一部をご紹介します。

①「ガボール・アイ」と「自作すごろく」で最優秀賞を受賞！

駒澤大学グローバル・メディア・スタディーズ学部のみなさんが、「ガボール・アイ」を使用して小学1～3年生を対象にした近視抑制すごろくを作製。「日本学生経済ゼミナール」関東部会で発表され、みごと最優秀賞を受賞されました。
http://gmsweb.komazawa-u.ac.jp/?p=3411

②「ガボール・アイ」メディアで続々紹介！

・NHK総合『あさイチ』
・TBSテレビ『教えてもらう前と後』
・TBSテレビ『名医のTHE太鼓判！』
・テレビ東京『ソレダメ！』
・TBSテレビ『この差って何ですか？』
・NHK BSプレミアム『偉人たちの健康診断』
・テレビ東京『主治医が見つかる診療所』
・NHK総合『ひるまえほっと』
・BSテレ東『日経プラス10』
・BSテレ東『カンニング竹山の新しい人生、始めます！』
・TBSラジオ『生島ヒロシのおはよう一直線』
・ABCラジオ『リアルをぶつけろ！ハッシュタグZ』
・東京新聞
・西日本新聞　ほか多数

Part 4

「ガボール・アイ」の効果が高まる習慣術

デジタル化が進む現代、視力が低下する人がますます増えています。そんな中どうやって目と視力を守ればいいのか。本章では眼科医の視点から、対策とおすすめを紹介。ぜひ習慣として取り入れてみてください。

ブルーベリーよりも効果的！

意外と知らない「目にいい食事」

食事に気をつけることで、目の病気を遠ざける効果が期待できます。たとえば「加齢黄斑変性」はルテイン、β-カロテンなどのサプリメントの摂取で発症を減らせることが海外の大規模調査でわかっています。おすすめの栄養素は次の4つです。

①「ルテイン」

「カロテノイド」という色素の一種。目に優先的に届きます。紫外線を吸収して、病気や老化のもとになる活性酸素を除去してくれます。加齢黄斑変性の予防・改善に。

【豊富な食材】ほうれん草（特に多く、1日2株で十分）、小松菜、ニンジン、ブロッコリーなどの緑黄色野菜／卵／枝豆やゴーヤー、トウモロコシなどの夏の食材

②「アスタキサンチン」

「カロテノイド」という色素の一種。強い抗酸化力があるうえに、病気に対する免疫力も高めてくれます。眼精疲労や、目の病気全般の予防・改善に。

【豊富な食材】アジ、サバ、マグロ、ブリ、サンマなどの青魚／エビ、カニ、サケ、イクラ、赤のりなどの赤い海産物

**季節にあわせて食べたい！
目にいいおすすめ食材**

春
- ニラ（ルテイン）
- ワケギ（βカロテン）
- メバル（DHA・EPA）

夏
- トウモロコシ（ルテイン）
- ゴーヤー（ルテイン）
- イワシ（DHA・EPA）

秋
- カボチャ（βカロテン）
- ニンジン（βカロテン）
- サケ（アスタキサンチン）

冬
- ほうれん草（ルテイン）
- ブロッコリー（ルテイン）
- サバ（DHA・EPA）

③「DHA・EPA」

「不飽和脂肪酸」という脂の成分。涙に脂分を与えて涙の質をよくしてくれます。抗炎症作用も期待できます。ドライアイ、充血、目の腫れなどの予防・改善に。

【豊富な食材】アジ、サバ、マグロ、ブリ、サンマなどの青魚

④「β-カロテン」

「カロテノイド」という色素の一種。強い抗酸化作用があり、体内でビタミンA（目の機能や粘膜の健康を保つ）に変わります。目の不調全般の予防・改善に。

【豊富な食材】ほうれん草、春菊、ニラ、ニンジン、カボチャ、トマト、インゲン、オクラ、青じそ、モロヘイヤ、ししとうなどの緑黄色野菜全般

テレワーク、自宅作業の強い味方！

意外と知らない「目にいい環境」

パソコンやスマホなど、デジタルデバイスを使う環境は、目の疲れに直接影響します。ですから「なるべく大きい画面（モニター）」のデジタルデバイスを選んでください。「スマートフォン→タブレット端末→ノートパソコン→デスクトップパソコン」と画面が大きくなるほど、目の負担は軽くなります。

どの端末を使うにせよ「画面の明るさ」には気をつけてください。画面の明るさを下げると、刺激を和らげることができます。また夜に作業をする場合、良質な睡眠のためには「ブルーライト」をカットするようおすすめします。モニターで設定をしたり、シートを張ったりするなど対策を立てたいものです。

パソコンを使うときは、画面の角度にも注意しましょう。画面の角度を、画面の上端が目線と水平、または水平から15度下がったところまでになるような角度に設定します。こうすると目を開く面積が狭くなるため、目の乾燥を防げます。

目は、画面から40㎝以上離すのが正解。距離が近いと、目の負担が激増します。

目の乾燥対策も大事です。目の水分を飛びにくくすれば、ドライアイなどの問題も遠ざ

画面の位置、イスの高さを工夫しよう！

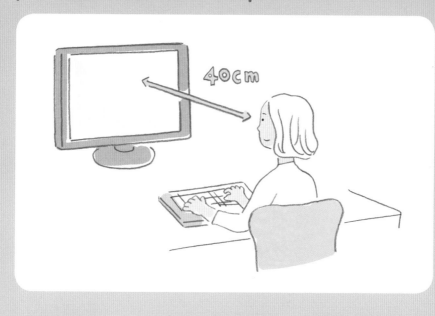

けられます。特に冬場は加湿器などで、部屋の湿度を40〜60度に保ちましょう。

理想をいうと、反射光でものを見る仕組みのデジタルデバイスよりも、紙を見るほうが疲れにくくなります。可能なら、情報は紙にプリントして読んでください。

照明も大事です。全体的な明るさはもちろん必要ですが、まぶしすぎる状態は避けたいもの。たとえば手元だけを明るくしすぎた場合、反射光が目の負担になります。

照明の種類にもこだわりを。作業効率を追求したいときは「蛍光灯」、リラックスタイムには「白熱灯」が最適です。「LED」は使用時間の長さなどで人気ですが、安価な製品の中には、「ブルーライト」（青色光）の悪影響が懸念されるものもあります。

よかれと思ってもじつは大間違い！

目の「やってはいけない！」

① 常に目を洗うこと

目にゴミが入ったとき、流水や洗面器などにためた水で洗うことは、致し方ありません。でも「スッキリするから」と、頻繁に市販の洗眼液などで目を洗うのはＮＧ。細かなゴミと同時に、涙をつくる大事な成分まで一緒に流されてしまいます。

② 誤った方法で目薬とつき合うこと

まず「防腐剤」が入った目薬は避けること。長期の使用で目を傷つけるおそれがあります。**「防腐剤フリー」（防腐剤不使用）**のものを選びましょう。また、目の「充血を取る目薬」は、リバウンドしてしまう可能性があるのでおすすめしません。さらに、「抗菌の目薬」は、長期で使用すると抗菌薬に強い菌（耐性菌）ができてしまうので要注意です。ものもらいや結膜炎の疑いなど目の不調がある場合は、眼科を受診して、根本的に治療しましょう。また、どんな目薬も、**開封後１か月以上たったものは菌が繁殖している**ので、使わないようにしてください。

目薬、洗眼液、化粧品に要注意

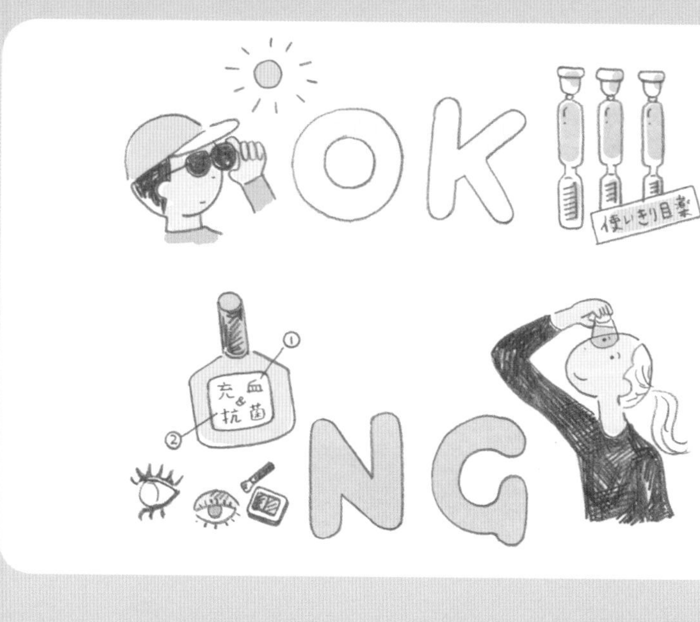

③ 光や空調の刺激に目をさらし続けること

紫外線によって、白目が茶色みを帯びることがわかっています。サングラスなどで対策を。また空調が目に直接当たる時間が長いと、ドライアイの発症リスクが高まります。伊達（だて）メガネなどで目を守りましょう（100円ショップの製品でOK）。

④ アイメークをきちんと落とさないこと

洗顔料などで落としきれなかった化粧品の汚れが目のキワにあると、それをエサに「ダニ」が繁殖します。「マイボーム腺」が詰まり、涙の材料となる分泌が滞ることも。目元用「アイシャンプー」の使用や、アイラインは控えるなどの工夫を。「まつ毛エクステ」も、まつ毛が抜ける周期が短くなるため避けたいものです。

スマホ・PCは本当に目に悪い？

目にやさしい「デジタルとのつき合い方」

① PCは40cm、スマホは30cm以上、目を離す

スマホの画面を見るときは、目を中央に寄せがちです。すると斜視（目が内側を向いたまま固まる病気）になる危険性も。画面に近づきすぎないようご注意を。お子さんには、「線を引く」「紐で距離を教える」など、わかりやすく伝えましょう。

② 連続使用は60〜90分、その後10分は休む

人は通常1分間に約30回のまばたきをしますが、デジタルデバイスを見ていると7〜8回に減ることがわかっています。そうなると眼精疲労や、ドライアイを発症しやすくなります。60〜90分ごとに、約10分の休憩を挟みましょう。とにかく遠くを見て、目を休めることです。遠くを見通せないときは「2m以上先」を見てください。

③ 目薬をさす

作業に集中すると、本能的にまばたきの回数が減ります。ですから意識的にまばたきをして、涙を目の表面に行き渡らせましょう。とはいえ、過度な点眼は禁物です。規定の用

デジタルから離れる時間を大切に

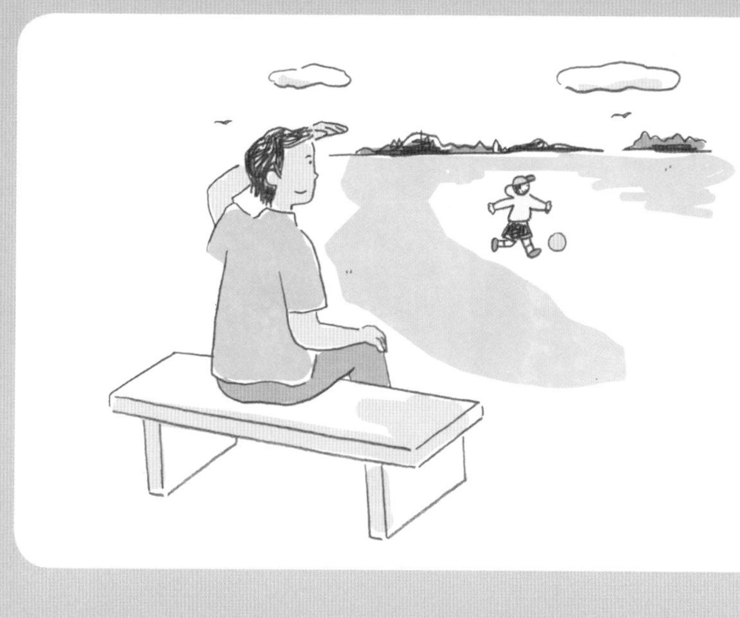

量、回数は守ってください。点眼後、1分以上目を閉じると効果的です。

④目を温める

目を温めることで、眼精疲労やドライアイを遠ざけられます。114ページの「ホットアイ」をぜひ試してみてください。

⑤画面から、意識的に目を離す

デジタルデバイスの画面を「見ない時間」を、少しでも確保しましょう。特にお子さんの場合は、外遊びの時間が増えるよう、導いてあげてください。「2時間以上、外遊びをしない子は近視になりやすい」というデータがあります。目の成長期のお子さんにとって、遠くを見ることは非常に大事なのです。

目がよくなるお手軽ストレッチ

「千円札でガボール・アイ」

ガボール・アイは千円札の透かしで代用ができます。なぜなら、千円札の透かしのような見づらいものを見ることで、脳が持つ「ぼやけた画像を鮮明な画像に補整する機能」が鍛えられるからです。これは、ガボール・アイで脳の処理能力が鍛えられるのと同じ原理です。

「千円札で本当に?」と思われる方もいるでしょうが、実際、テレビ番組でこの方法を体験してもらったところ、平均で視力が0・2アップしました。方法はとても簡単です。

① 千円札を両手で持ち、上に持ち上げ、透かし部分がはっきり見えるようにする。

② 少しずつ千円札を下におろしていき、透かし部分が見えるか見えないかくらいのところで止め、10秒間見続ける。

③ 再び透かし部分がはっきり見える高さまで、千円札を持ち上げる。

朝と晩にそれぞれ10回ずつ行うと、より視力回復効果が期待できます。効果としてはガボール・アイには劣りますが、簡単ですので隙間時間などに試してみてください。

「千円札でガボール・アイ」やり方

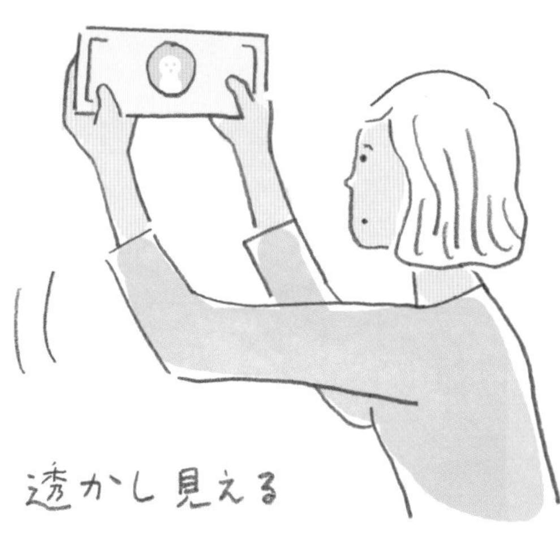

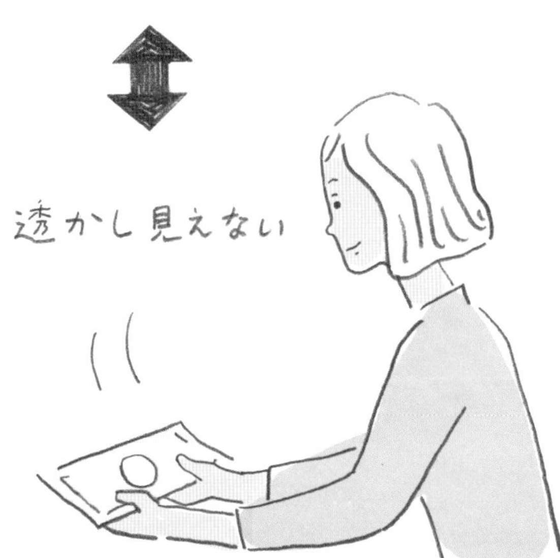

疲れ目、ドライアイにはこれ！

「ホット・アイ」

目を温めると血流がよくなり、目がよく見えるようになるほか、疲れ目、ドライアイにも非常に効果的です。

ドライアイは目が乾いて、涙の質が悪くなるのが原因の一つ。涙は水と脂が混ざってできているため、目が乾くと脂が溶けずに固まってしまいます。だから温めて脂を溶けやすくし、目が潤いやすい涙にするといいのです。

目を温めるには、いろいろなやり方がありますので、ぜひ試してみてください。朝・晩の1日2回行うと、より効果があります。市販の目を温めるシートを使ってもOKです。

基本ホット・アイ

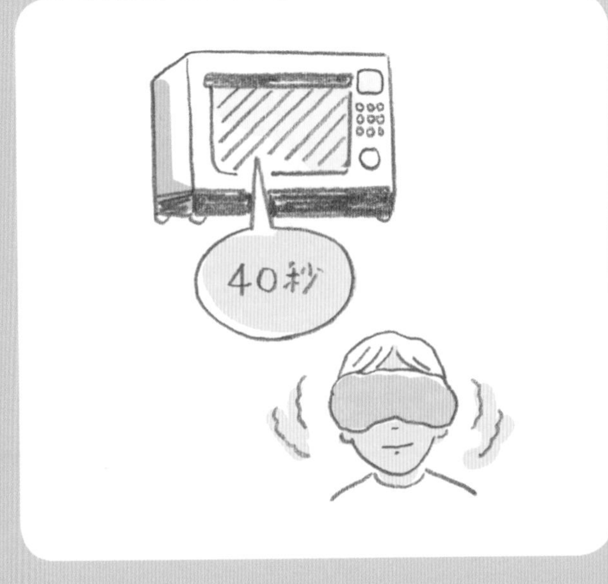

【やり方1】基本ホット・アイ

①タオルを軽く水に濡らし、絞って電子レンジに入れ、40秒ほど温めます（やけどしない程度に）。

②目を閉じて瞼の上にタオルをのせます。冷めてきたら終了です。

【やり方2】お風呂でホット・アイ

お風呂に入ったときに、お風呂のお湯でタオルを軽く濡らし、タオルを絞ってそのまま瞼の上にのせます。冷めてきたら終了です。

【やり方3】パーム・アイ

①両手を10回ほどこすり合わせます。すると、手が温かくなります。

②手をカップ状にし、そのカップを閉じた目の上にかぶせるようにしておきます。空気で目を温めるイメージです。30秒ほどその状態をキープします。

パーム・アイ

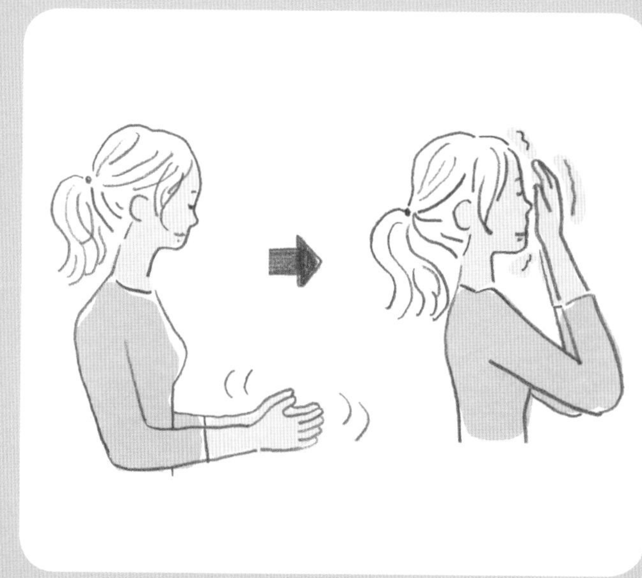

目のピント機能を鍛える！

「遠近ストレッチ」

「老眼」の人、「パソコンをよく使う」人だけでなく、「目の疲れ」や夕方近くなると目が見えにくくなる「夕方老眼」、スマートフォンを見続けることで若い人でも増えている「スマホ老眼」にも効果的なストレッチです。

人間はボーッとしていると、だいたい1m半くらいにピントが合います。そこから遠くを見るときや、近くを見るときは、毛様体筋を使ってピントを調節して見ているわけです。

しかし、最近はパソコンやスマートフォンなど手元だけをずっと見ることが多く、毛様体筋をしっかり使いきれていません。

そこで意図的に、遠くを見たり、近くを見たりをくり返し、毛様体筋をほぐしてスムーズに働くようにするのが、この「遠近ストレッチ」です。やり方は簡単です。

① 2m以上遠くを5秒ほど見ます。部屋の中でも問題ありません。

② 目から30㎝離れた位置で人差し指を立てて、その指先を5秒ほど見ます。

③ ①と②を10回ほどくり返します

「遠近ストレッチ」やり方

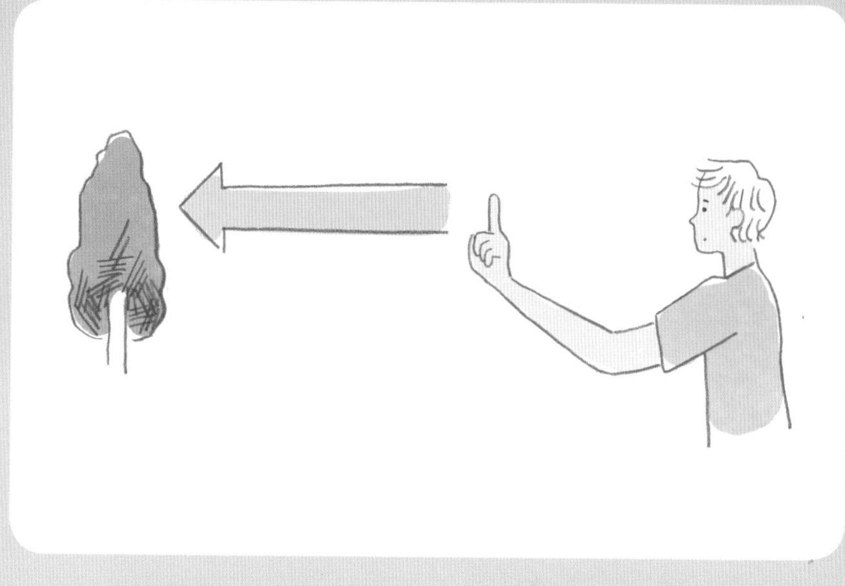

「遠近ストレッチ」は、1日1回で十分ですが、朝は比較的、毛様体筋もよく動きますから、できれば夕方から夜に行うのがおすすめです。

とくにある程度の年齢になってくると、毛様体筋のピント調節能力は朝と晩でかなり違ってきます。そういう点でも、夕方から夜に行うのが効果的といえます。

ビジネスパーソンなら、仕事で疲れてきたタイミングや仕事終わり、残業がある場合は残業に入る前などに行うといいでしょう。

目の異常がわかる！

「アムスラーチャート」

次の図を目から30㎝離し、視線を真ん中の白い丸に固定したまま、片方の目ずつ眺めてください。メガネやコンタクトレンズ、老眼鏡をかけたままでもかまいません。

マス目模様がゆがんで見えたり、見えない部分があったという人は、目の病気が疑われるため、眼科を受診しましょう。

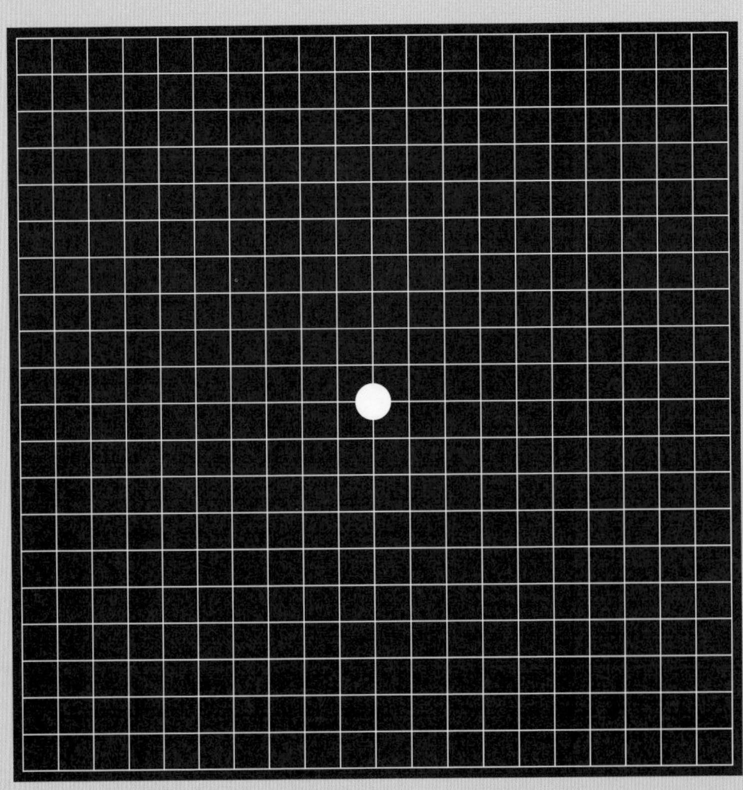

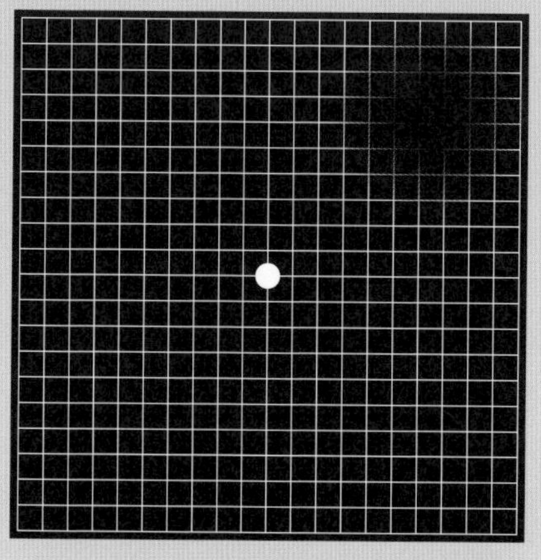

〈緑内障〉の見え方例

緑内障は視野が欠ける病気ですが、初期だと気づきにくいです。中心が欠けると、このようにぼやっと見える人が多いです。私の父もこのように見えて、緑内障が発見されました。

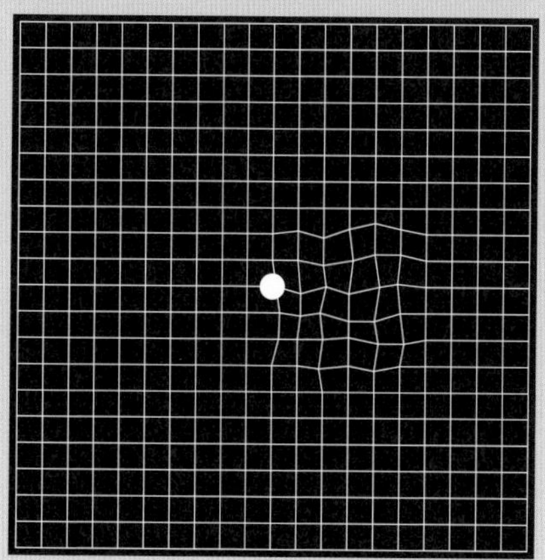

〈糖尿病黄斑浮腫〉の見え方例

黄斑浮腫の場合は、むくみによるゆがみを感じやすいです。出血が起きると、視野が欠けることもあります。

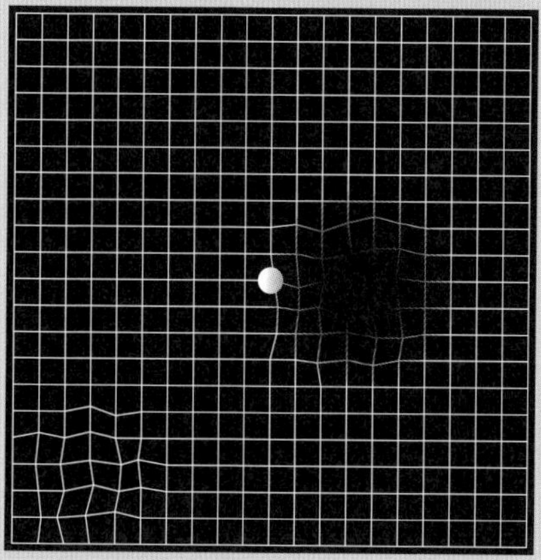

〈黄斑変性〉の見え方例

黄斑変性はゆがみや欠けを感じます。欠けるといってもなんとなく見えにくいだけで、黒くなるわけではありません。

100円メガネをかけるだけ！

「雲霧法」

「雲霧法」は、軽い老眼鏡をかけて遠くを見るという方法です。

老眼鏡をかけて遠くを見ると、ぼやっとしてよく見えません。これによって、ピントの調節能力を使いすぎて緊張している状態を緩和させるのです。老眼や近視の改善が期待できますが、目の疲れの解消にも効果的です。

老眼鏡は、100円ショップで売っているものでかまいません。「プラス2」もしくは、弱・中・強と書いてあったら、「中」を選んでください。やり方は簡単です。

①「プラス2」か「中」の老眼鏡をかけます。コンタクトレンズやメガネをしている人はその上からかけてください。

②2m以上先を見ます。部屋の中でもかまいません。

③1分以上たったら、老眼鏡を外します。

血流がよくなる!

「ツボマッサージ」

東洋医学では目のまわりのツボを押すと、目にいいといわれています。とくに代表的なのが次の3つです。

「晴明（せいめい）」**…目頭の骨の近く**

「太陽（たいよう）」**…目尻からこめかみに向かう途中**

「攅竹（さんちく）」**…眉頭のすぐ下のくぼみ**

これらのツボを撫でるようにマッサージすると血流や筋肉の凝りが改善されて、すっきりします。ただし、デリケートな部分なので、力いっぱい押すのは避けましょう。

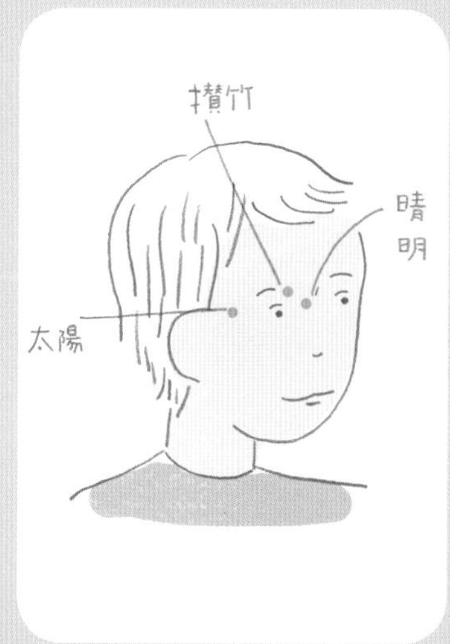

教えて！ 最新治療①

「オルソケラトロジー」〜近視・近視性乱視を改善する〜

（自費診療／子どもから大人まで適用）

「寝ている間だけ特殊なコンタクトレンズを装用し、起床後は外す」という治療法。昼間は裸眼でもよく見えるようになります。特殊な高酸素透過性コンタクトレンズ（ハードレンズ）が、角膜の形状を変化させて視力を回復させてくれる、効率のよい治療法です。

「オルソケラトロジーを続けている期間は近視が進みにくくなるのではないか」という報告も相次いでいます。ただし、治療を中止すれば見え方はすぐに元に戻ります。

「就寝中、目をつぶった状態でコンタクトレンズを装用するの？」

そう不思議に思われるかもしれません。しかし慣れると、日中装用のコンタクトレンズよりも、安全で快適です。夜間の装用のため、ホコリやゴミなどが目に入る心配もありません。ですから、野球やサッカーなどの激しいスポーツや、水泳やダイビングなどの水中スポーツの愛好者にも人気の治療法です。また職業上、メガネやコンタクトレンズが使えない方に適しています（睡眠サイクルが一定していること、睡眠時間が短すぎないことなどが条件です）。

定期的な検診に加え、2年に1度のレンズの買い替えが必要です。

教えて！ 最新治療②

「低濃度アトロピン」〜近視を改善する〜

（自費診療／6〜12歳から開始）

「低濃度アトロピン」を、1日1回、就寝前に1滴点眼するだけ、という手軽な治療法です。とはいえ、オルソケラトロジーのように、起床後の見え方が劇的に改善されるわけではありません。低濃度アトロピンが毛様体の筋肉をゆるめることで、近視の進行を抑制する、というものです。「近視の進行を平均60％軽減させる」という報告があります。

主な副作用として「まぶしさ」が挙げられます（就寝前に点眼すれば、朝には戻るため問題はありません）。ほかに軽い動悸や散瞳（さんどう）（黒目が大きくなること）が起こる可能性もゼロではありません。

重要なのは、この治療法がお子さんにのみ適用ということ。臨床的なデータは、開始時の年齢が「6〜12歳」のもののみです。

また、2年以上の治療の継続が推奨されます。「点眼を始めて約6か月目から効果が出始め、2年間で近視の進行速度が半分以下に抑制される」というのが平均的な結果です。もちろん、お子さん本人の同意を得てから、治療に臨んでください。

近年は、オルソケラトロジーとの併用が増えています。

教えて！ 最新治療③

「ＩＣＬ」〜近視・遠視・乱視を矯正する〜

（自費診療／成人年齢以上に推奨）

「ＩＣＬ」とは、「眼内コンタクトレンズ」（Implantable Collamer Lens）のこと。ソフトコンタクトレンズのようなやわらかいレンズを目の中に入れ、視力を矯正する治療法です。レンズは黒目の後ろ側と、水晶体の前面の間に固定するので、外から見てもわかりません。鮮やかな見え方に視力回復し、安定した効果が長期間期待できます。目の中に入れたレンズはゴロツくこともなく、ケアも不要。レンズを取り出して、元に戻すことも可能です。

ただし、適用年齢は少なくとも成人以上。その理由は、メリットと同時に、リスクについても納得したうえで、受けてほしいからです。

まず、手術である以上、100％の安全を保証することはできません。また目にメスを入れる以上、角膜内皮細胞は減ることがあります（角膜の最も内側にある細胞。一度死滅すると再生されない。減りすぎると角膜が白く濁るため、角膜移植が必要に）。術後に不快感や充血、ハロー（光の周辺に輪がかかったように散乱して見えること）、グレア（光がぎらついて見えること）などに悩まされるかもしれません。それでも「メリットのほうが上回る」という方にのみ、推奨します。

解答

ここからは、解答編となります。
同じ縞模様のマークを探す問題の解答には
わかりやすいよう、以下のような
色と形の記号を用いています。

縞 1 個

縞 2 個

縞 3 個

縞 4 個

縞 5 個

縞 6 個

縞 7 個

縞 8 個

解答 ←

Q. 次のなかから好きな縞模様のマークを選び、それと同じマークを全部探し出してください。全部見つけ終わったら、別のマークを選び、同じことをくり返してください。

1日目

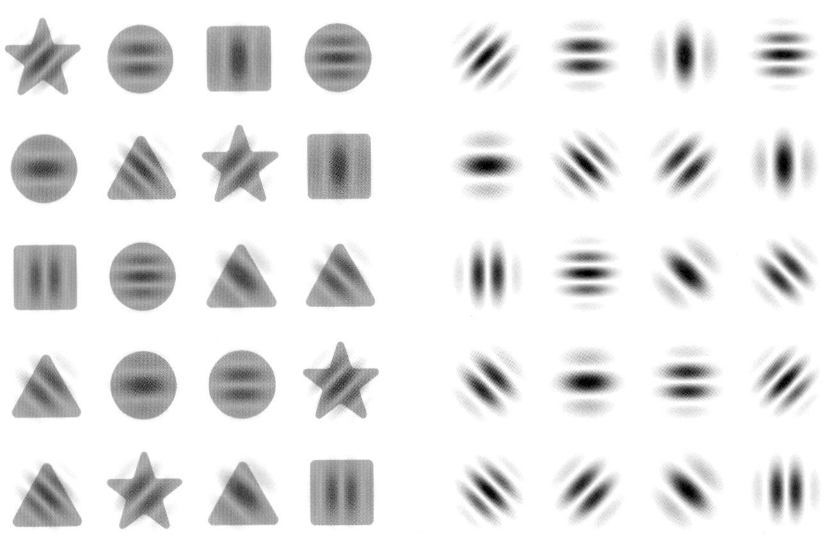

解答 ←

Q. AとBの違いを1か所見つけてください。

2日目

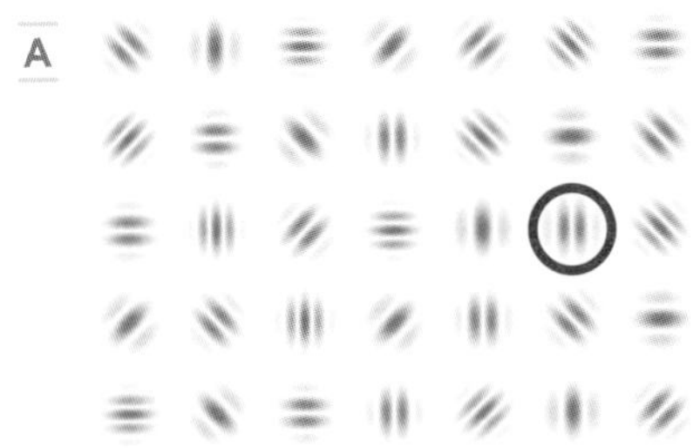

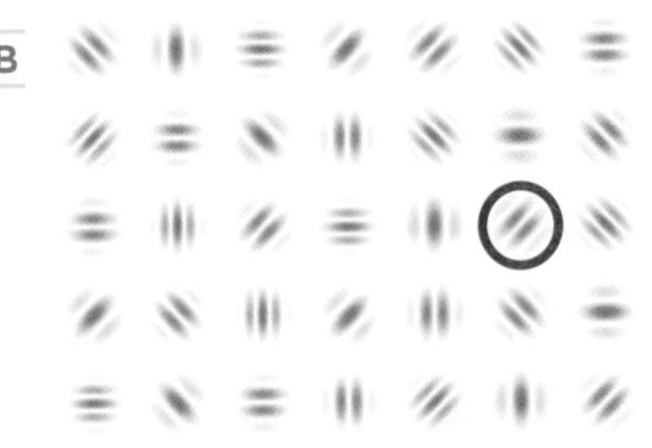

A

B

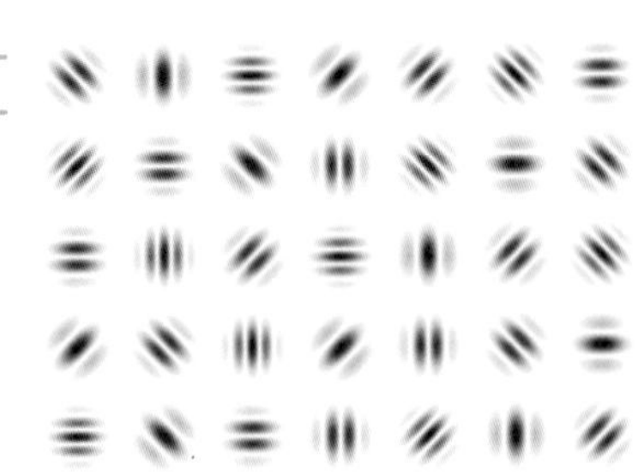

3日目

解答

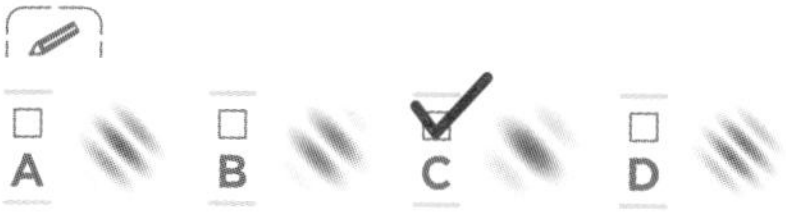

Q. 上のグループにあって、下のグループにはないマークはどれ。マークは左右に回転します。

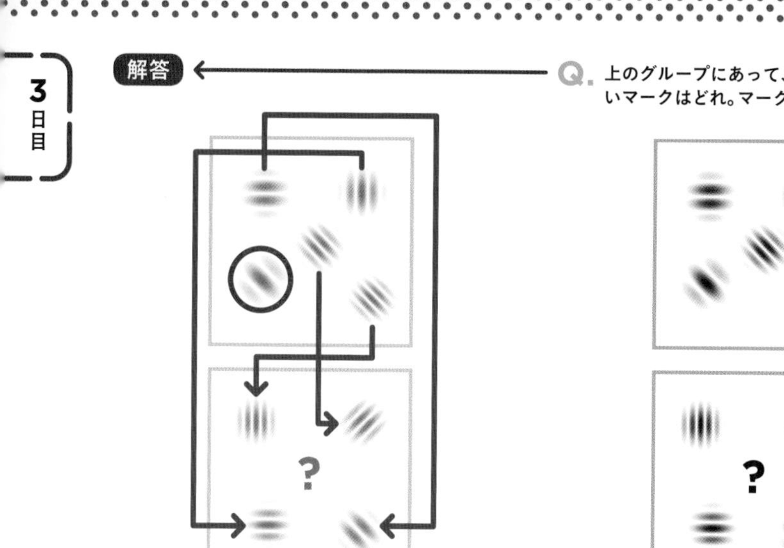

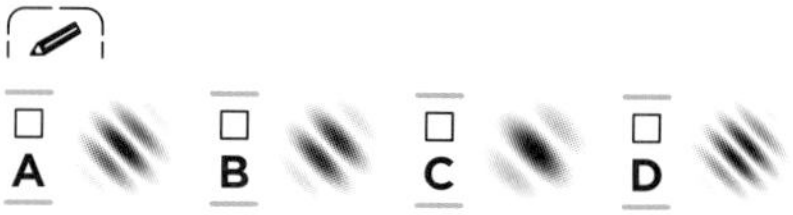

4日目

解答

Q. 同じ縞の数のマーク同士を線でつないでください。ただし、1つのマスは1度しか通過できません。マークの上は通過できません。

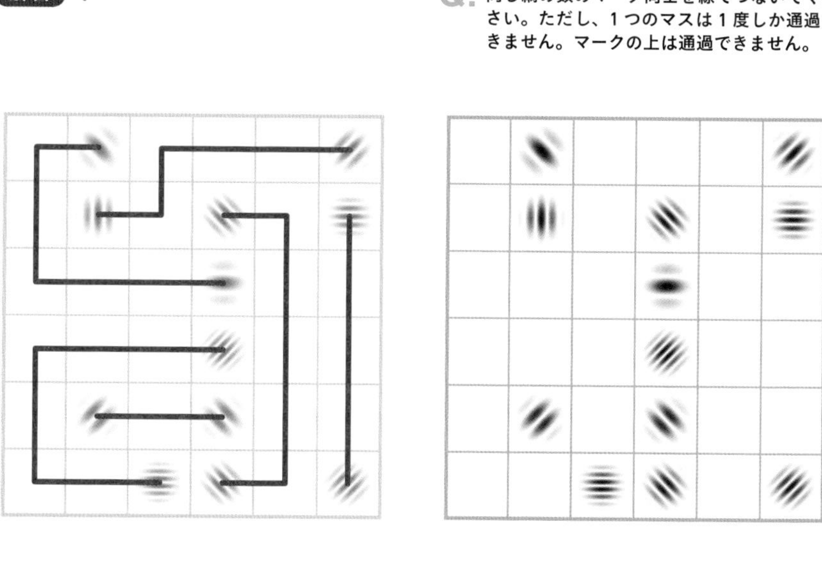

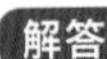

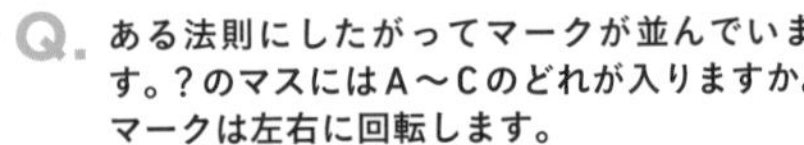

Q. ある法則にしたがってマークが並んでいます。？のマスにはA〜Cのどれが入りますか。マークは左右に回転します。

5日目

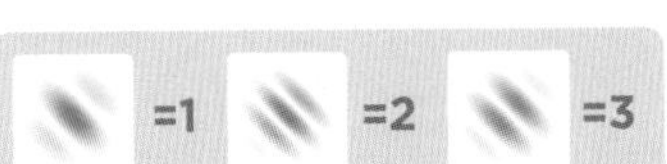

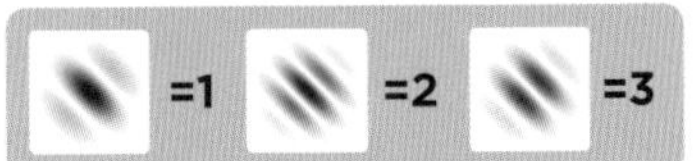

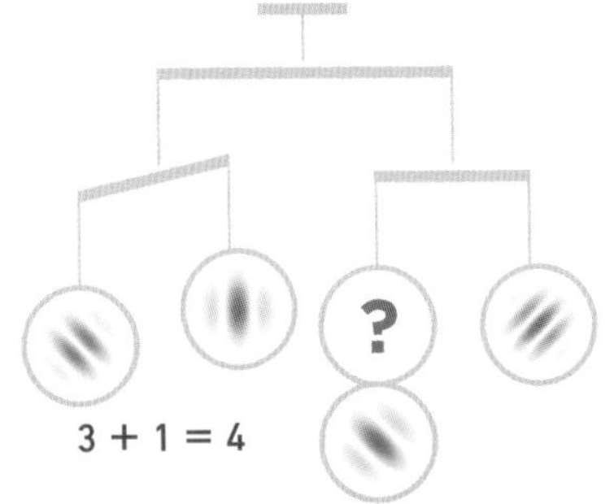

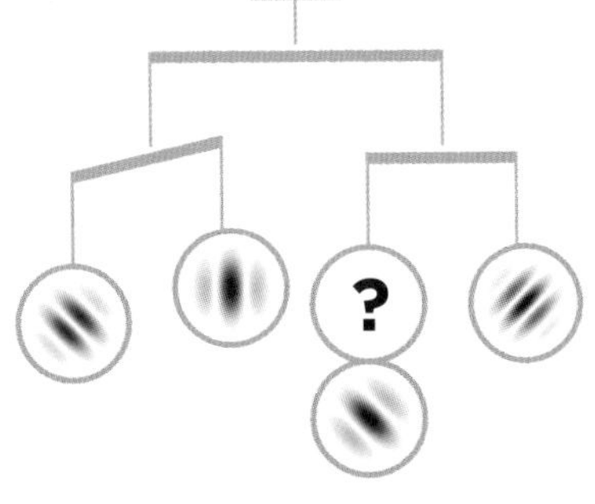

1 + ? + 2 = 4
? = 1

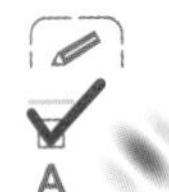

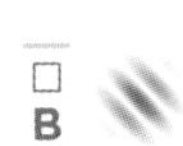

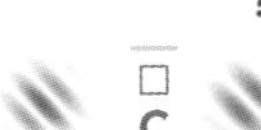

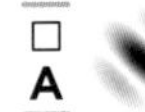

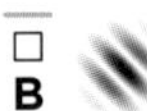

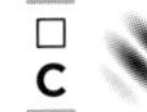

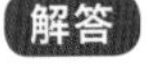

Q. ◆からスタートし、★まで進んでください。マークに到達すると、同じ縞数のマークのところまでワープします。

6日目

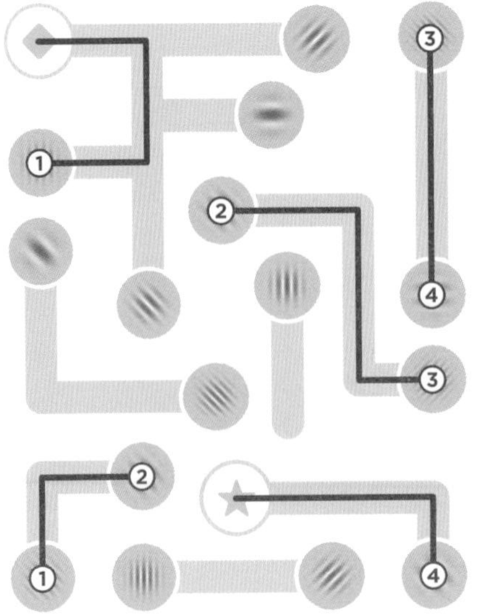

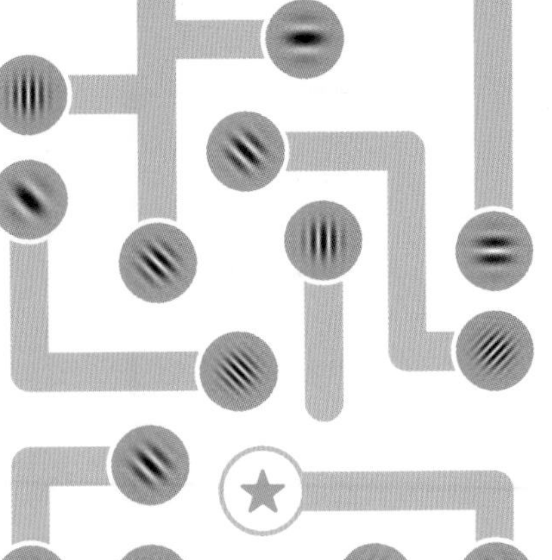

7日目

解答 ← Q. 次のなかから好きなマークを選び、それと同じマークを全部探し出してください。全部見つけ終わったら、別のマークを選び、同じことをくり返してください。

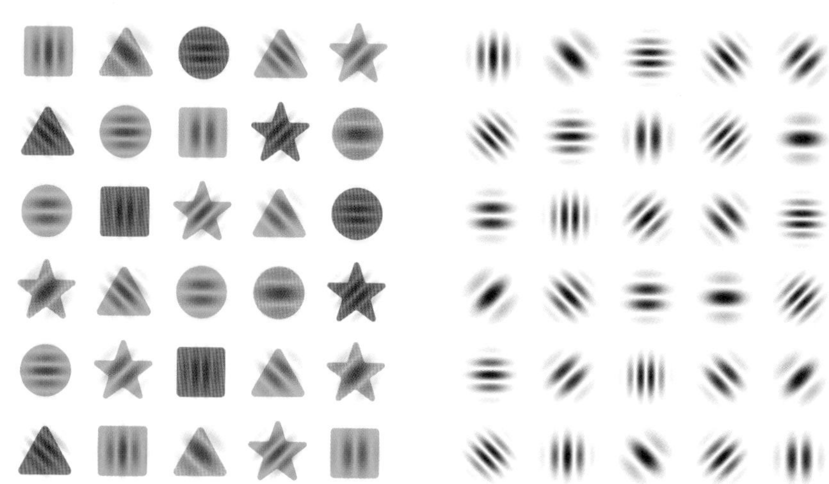

8日目

解答 4個 ← Q. と同じマークはいくつありますか。

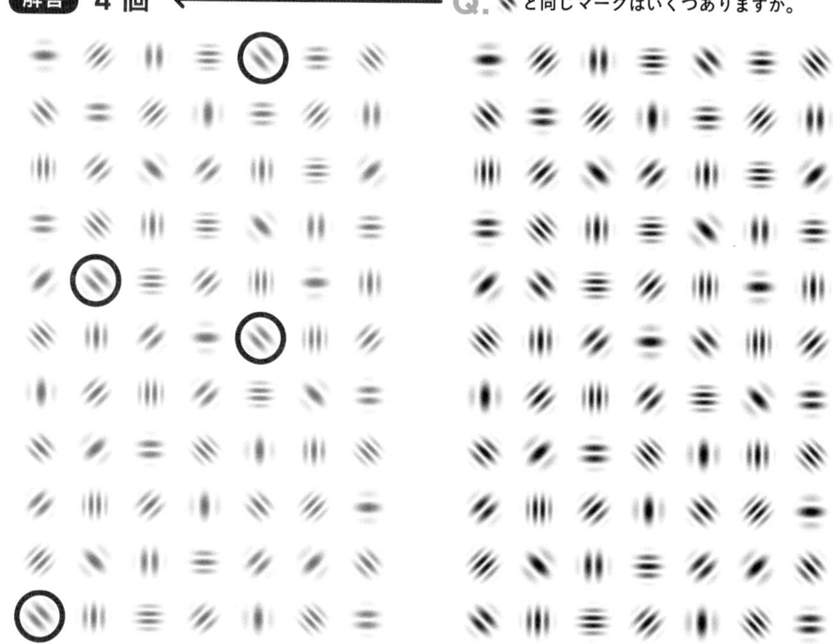

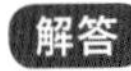

Q. 組み合わせが同じグループはどれとどれですか。マークは左右に回転します。

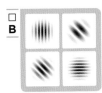

9日目

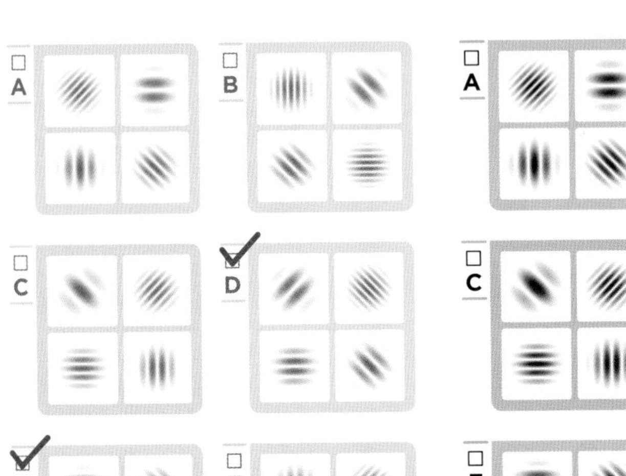

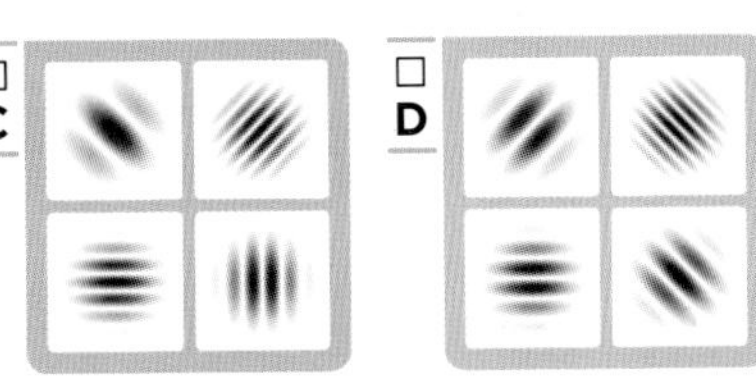

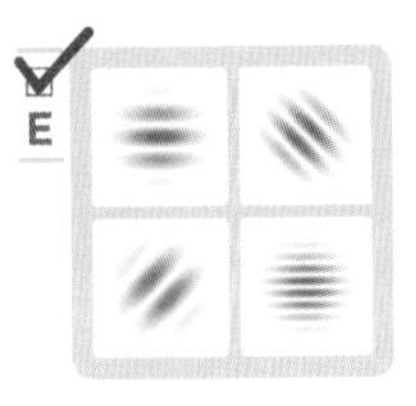

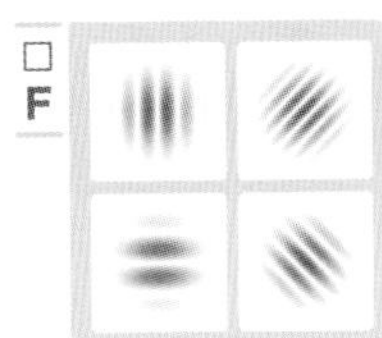

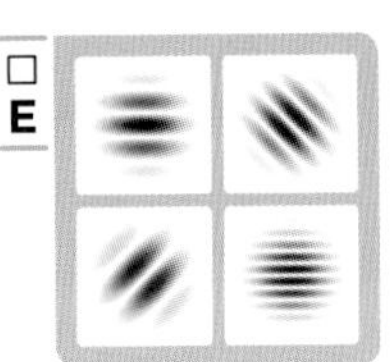

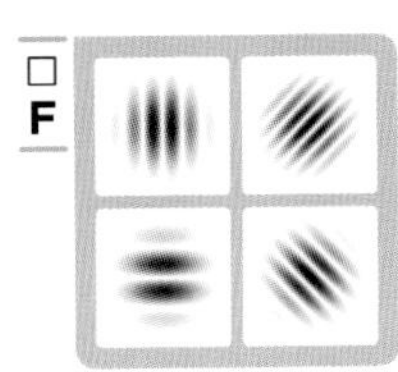

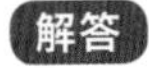

Q. ある法則にしたがってマークが並んでいます。？のマスにはA～Dのどれが入りますか。

10日目

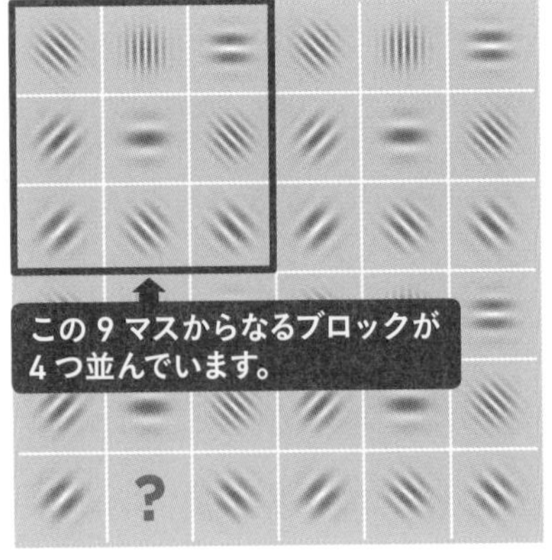
この9マスからなるブロックが
4つ並んでいます。
?

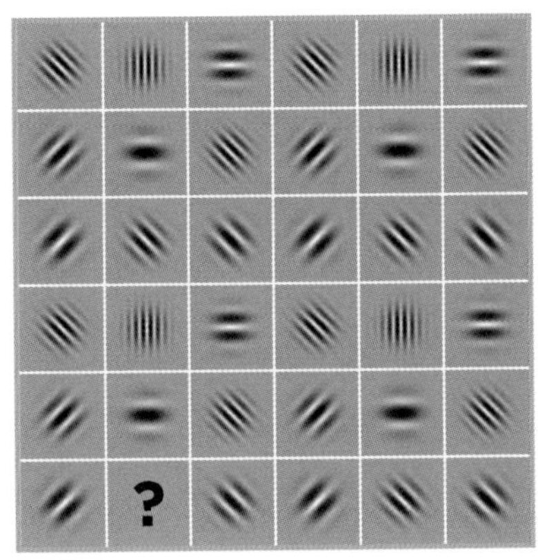
?

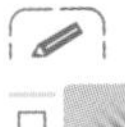

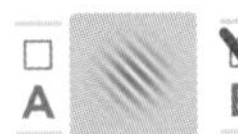

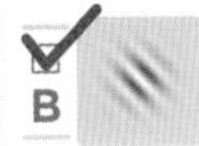

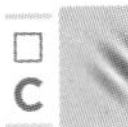

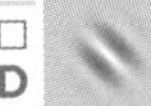

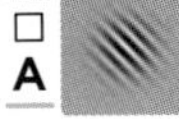

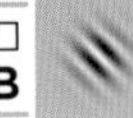

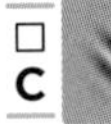

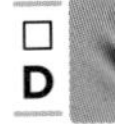

11
日目

解答

Q. 1～3の問題でそれぞれ、縞の数がほかと違うマークを2個見つけてください。

1

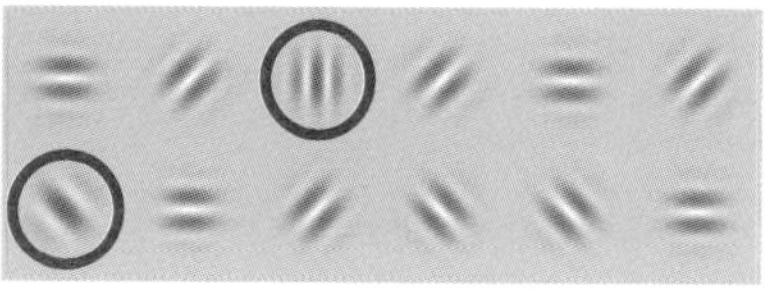

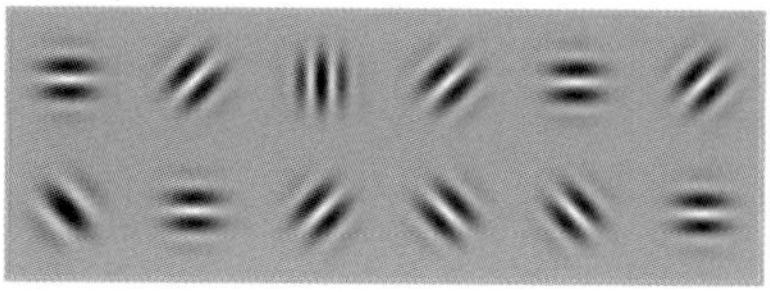

1

2

2

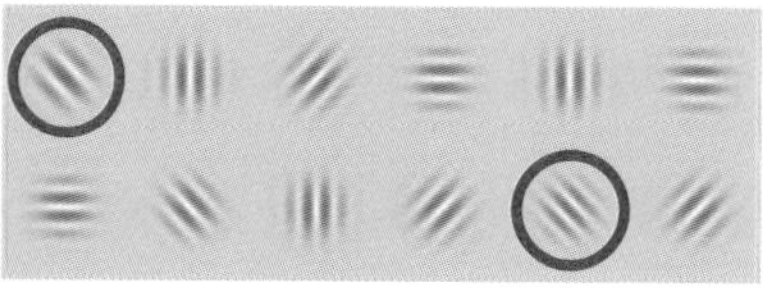

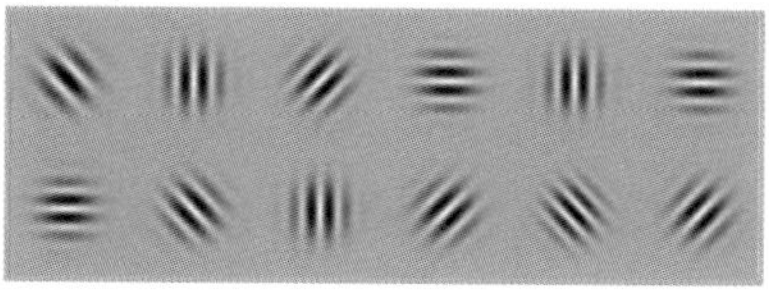

3

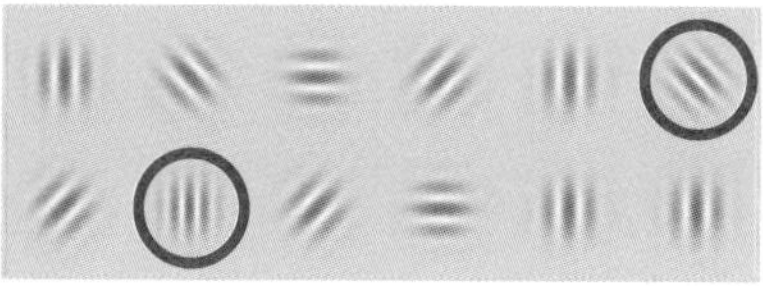

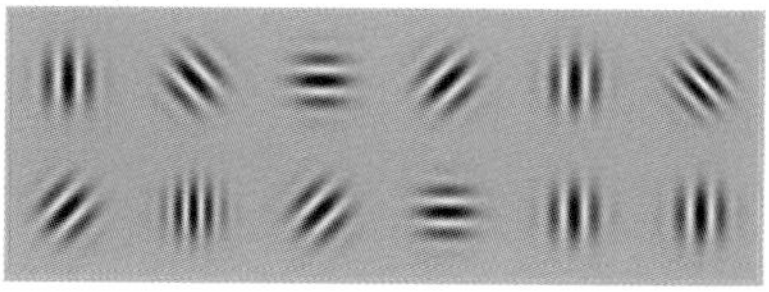

3

解答

Q. 重い順に1～4の数字を書き入れてください。マークは回転しても同じ重さです。

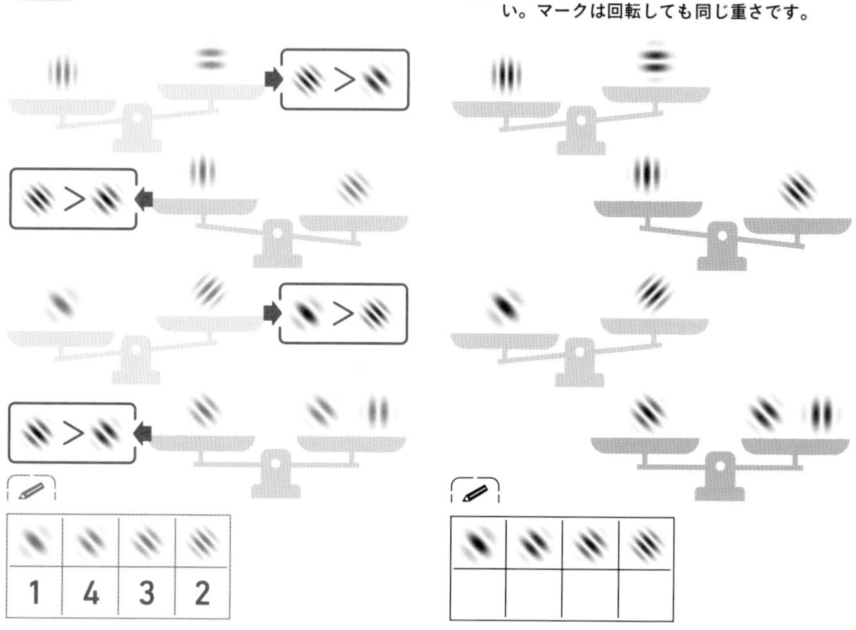

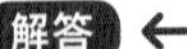

①▲には゜がつくので、は・ひ・ふ・へ・ほのどれか

②▲にも゜がつくので、は・ひ・ふ・へ・ほのどれか

③▲＝ほ にしてみる

④▲＝ら ▲＝ん にしてみる

⑤▲＝か ▲＝い にしてみる

⑥▲＝ひ

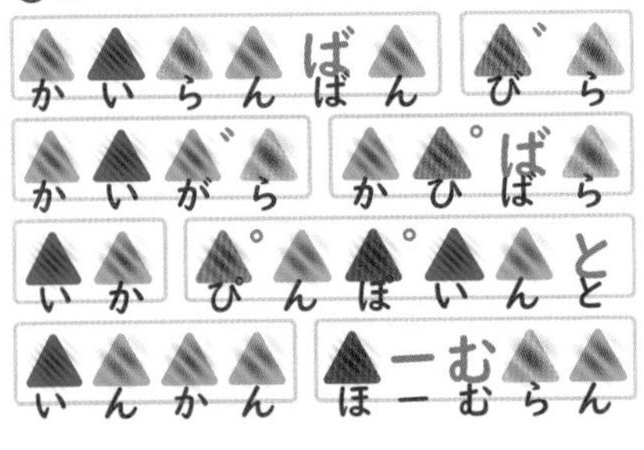

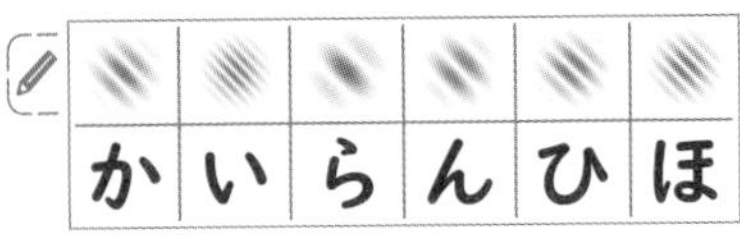

Q. 同じマークには同じひらがなが入ります。それぞれに当てはまるひらがなは何ですか。

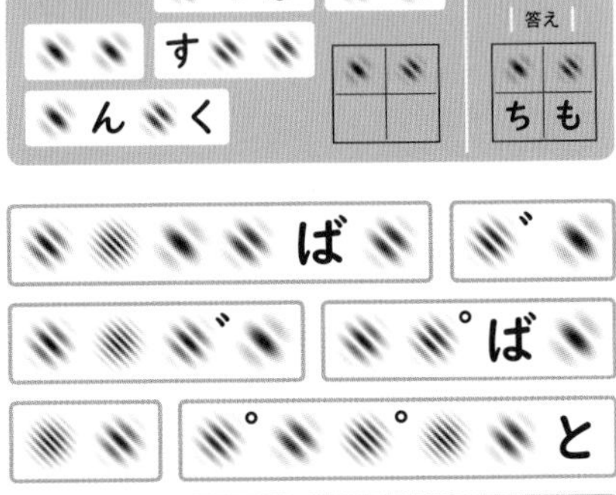

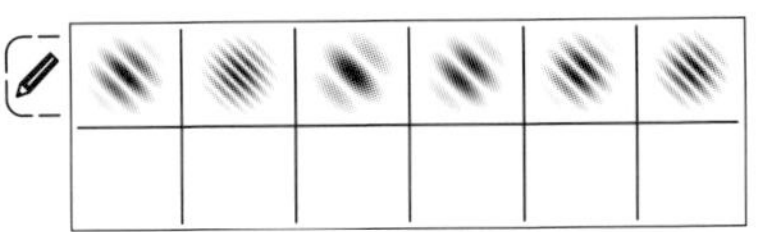

13日目

解答

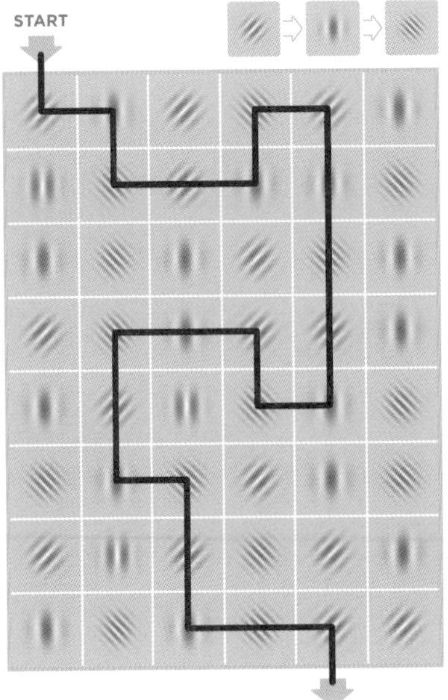

Q. 下記の順をくり返しながらゴールまで進んでください。

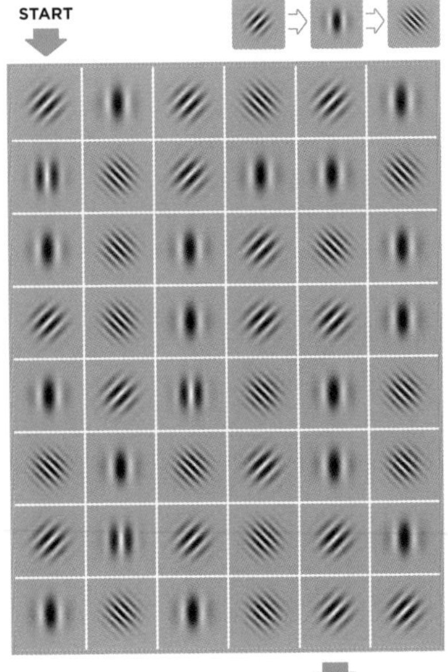

14日目

15日目

解答

Q. 次のなかから好きなマークを選び、それと同じマークを全部探し出してください。全部見つけ終わったら、別のマークを選び、同じことをくり返してください。

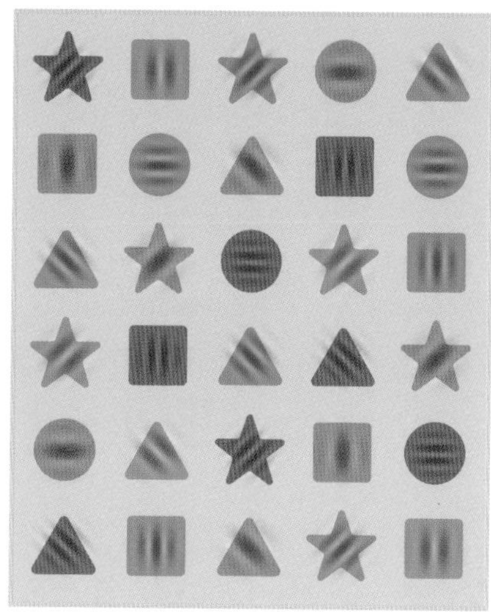

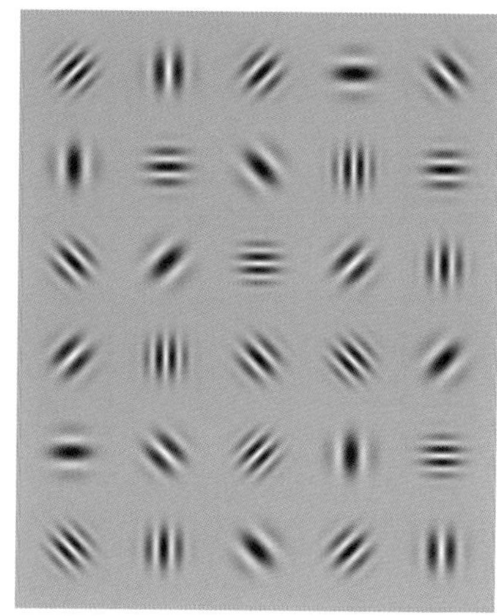

16日目

解答

Q. 組み合わせが異なるのはどれですか。マークは左右に回転します。

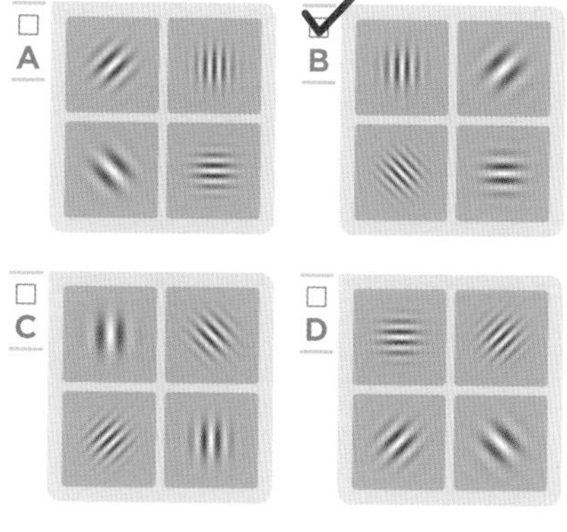

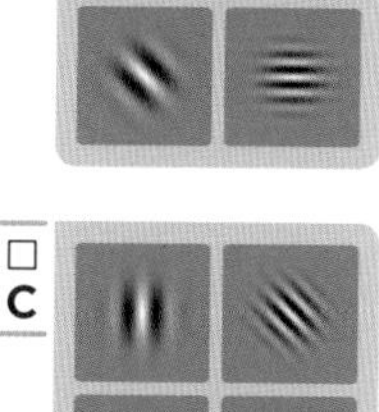

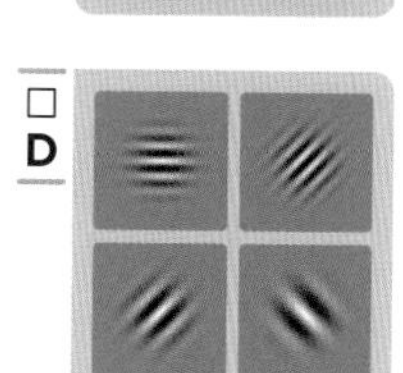

解答

Q. 上のグループにあって、下のグループにはないマークはどれ。マークは左右に回転します。

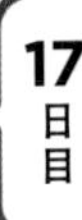

?

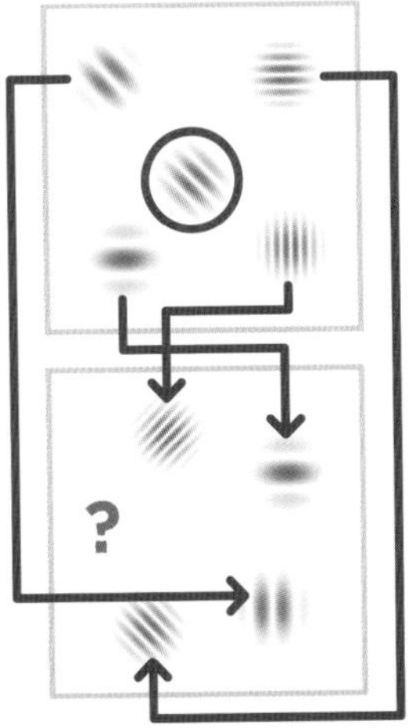

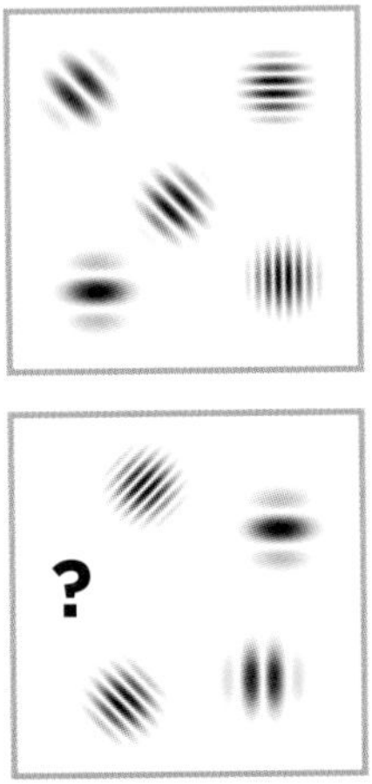

A B C D

?

A B C D

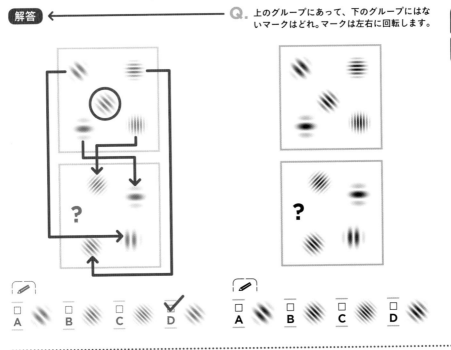

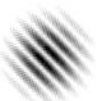

解答

Q. 組み合わせが同じグループはどれとどれですか。マークは左右に回転します。

18日目

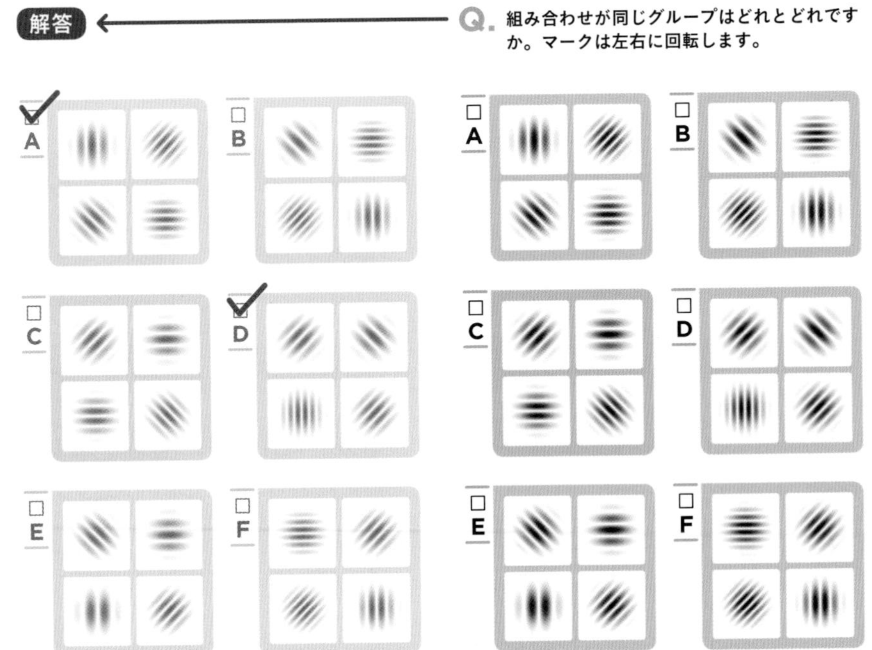

19日目

解答 ← **Q.** 同じ縞の数のマーク同士を線でつないでください。ただし、1つのマスは1度しか通過できません。マークの上は通過できません。

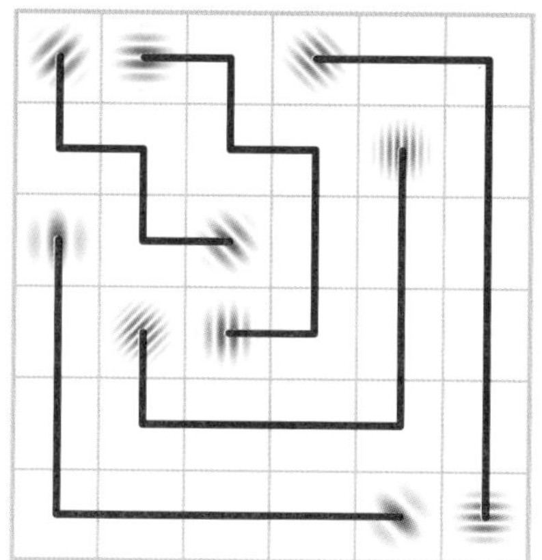

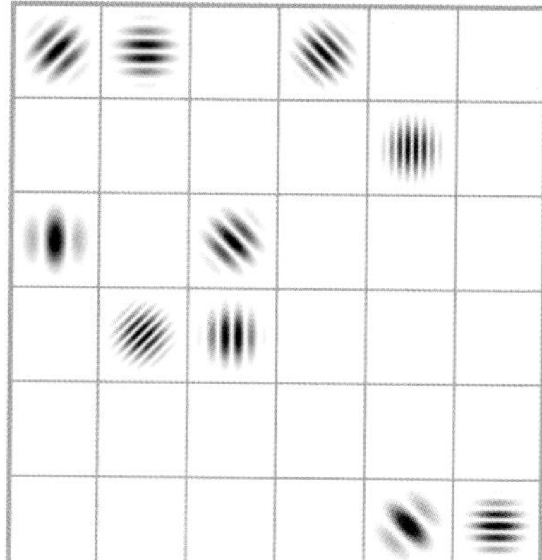

20日目

解答 ← **Q.** 次のなかから好きなマークを選び、それと同じマークを全部探し出してください。全部見つけ終わったら、別のマークを選び、同じことをくり返してください。

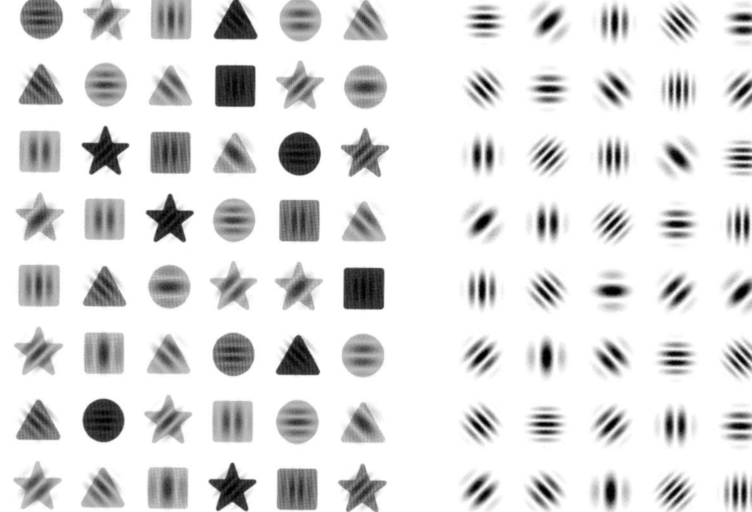

21日目

Q. 次のなかから好きなマークを選び、それと同じマークを全部探し出してください。全部見つけ終わったら、別のマークを選び、同じことをくり返してください。

解答 ←

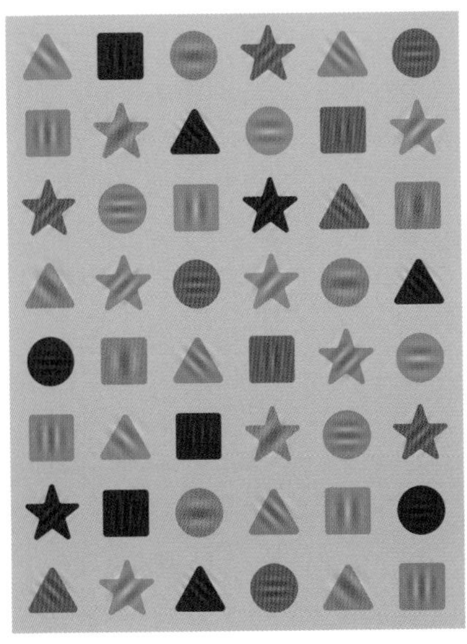

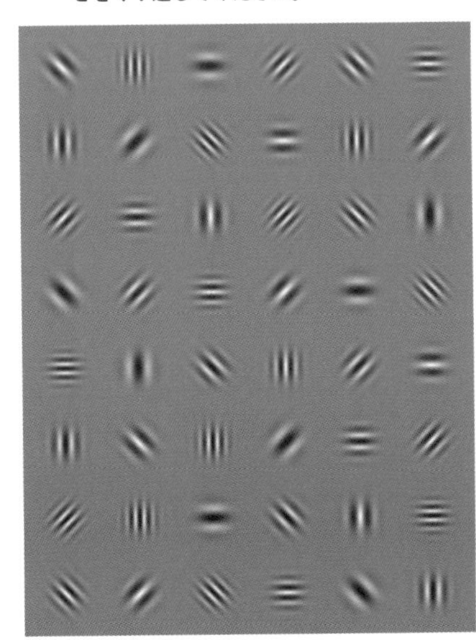

22日目

Q. ☰と同じマークはいくつありますか。

解答 4個 ←

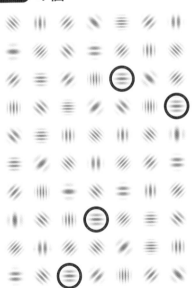

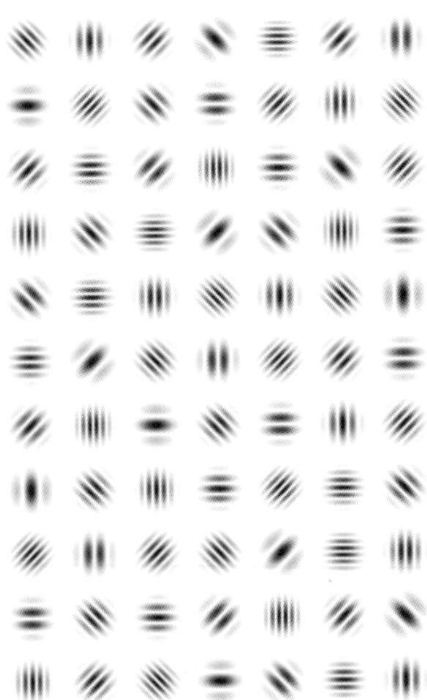

23日目

解答

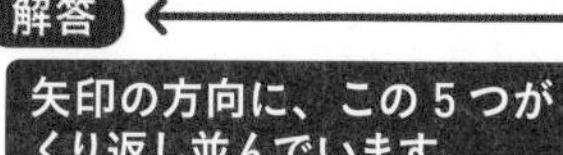

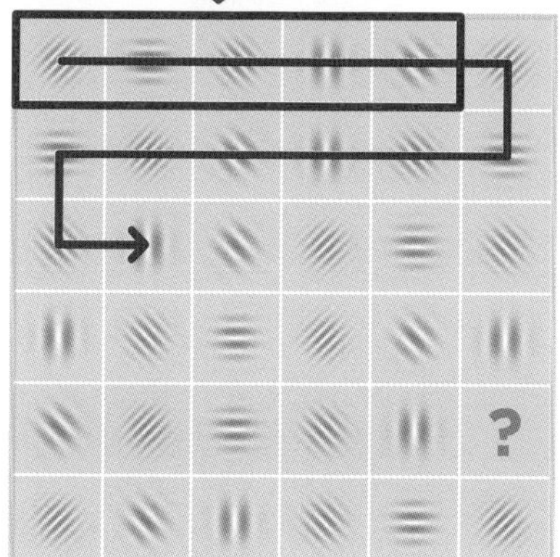

Q. ある法則にしたがってマークが並んでいます。?のマスにはA～Dのどれが入りますか。

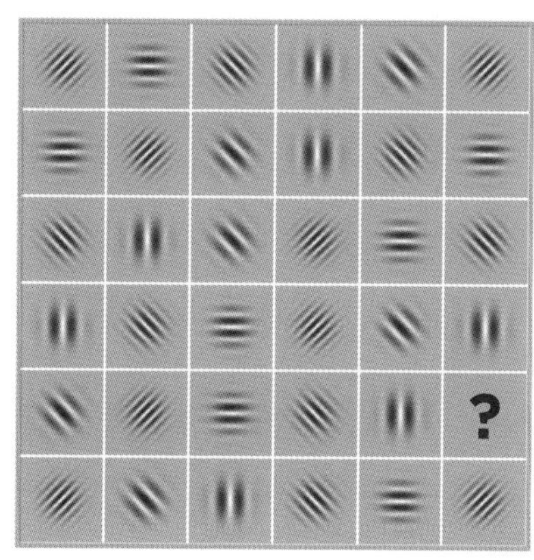

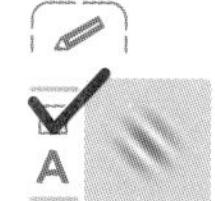
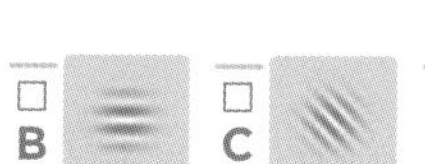
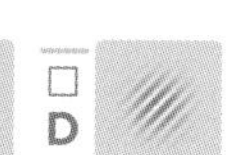
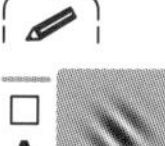

A　B　C　D

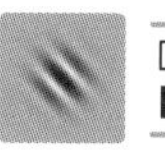
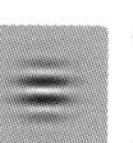
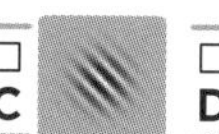
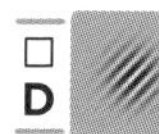

A　B　C　D

24日目

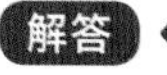

解答

Q. ある法則にしたがってマークが並んでいます。?のマスにはA～Dのどれが入りますか。マークは左右に回転します。

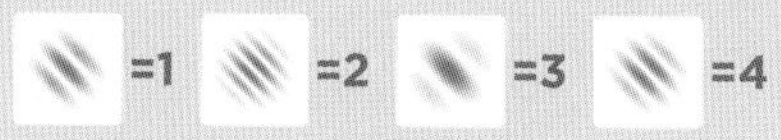

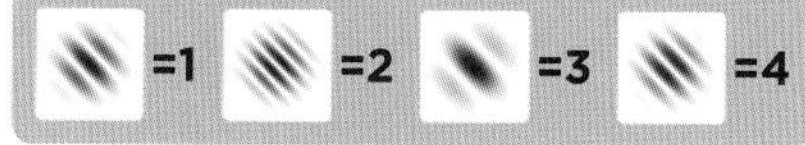

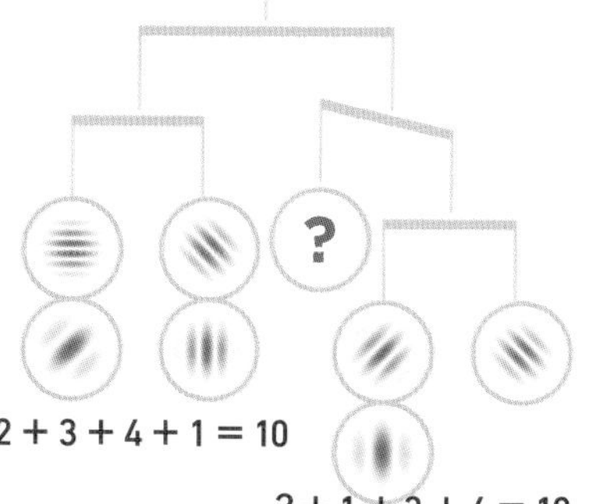

2＋3＋4＋1＝10

?＋1＋3＋4＝10

?＝2

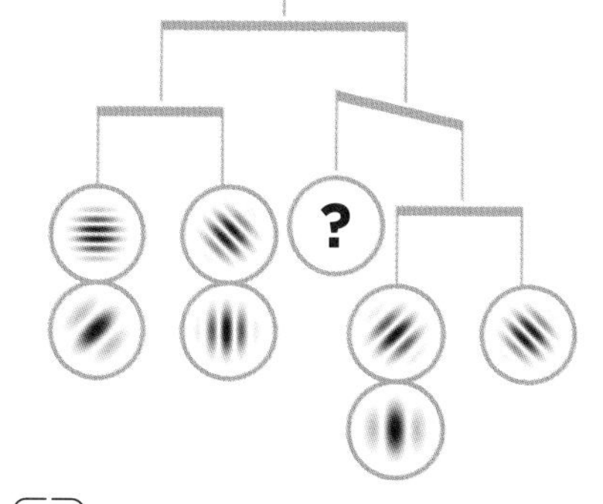

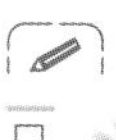

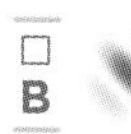
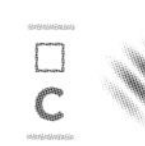
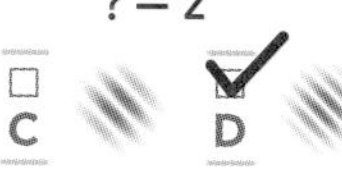

A　B　C　D

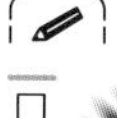
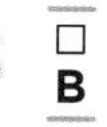
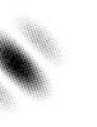
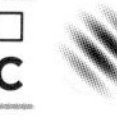
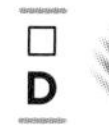

A　B　C　D

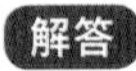

Q. 1と2の問題でそれぞれ、縞の数がほかと違うマークを3個見つけてください。

25日目

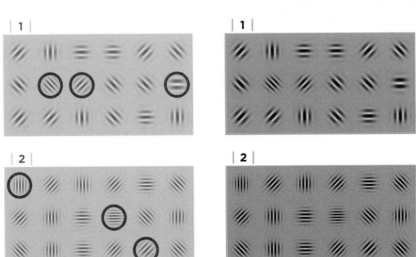

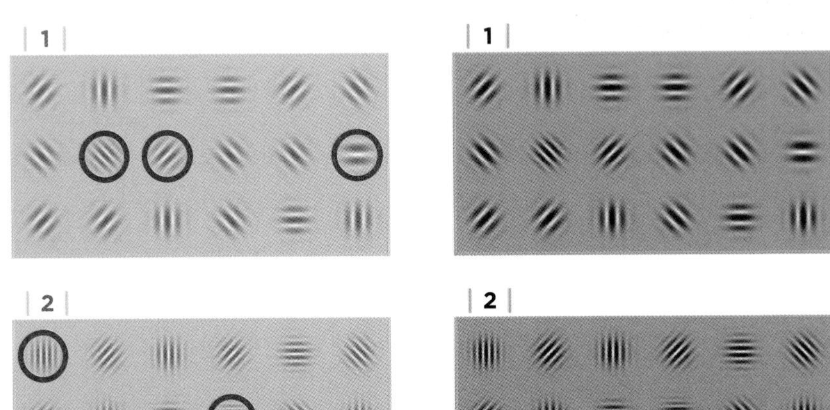

解答

Q. 重い順に1～4の数字を書き入れてください。マークは回転しても同じ重さです。

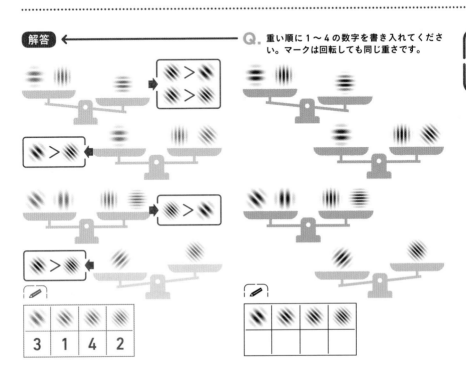

26日目

3	1	4	2

27日目

解答

①カタカナの数は
ク…5 個　イ…4 個　ラ…4 個　ス…3 個
マ…3 個　カ…2 個　ル…2 個　ト…1 個

②1 個しかない記号は▲なので、
▲=ト　▲=ラ　▲=イ

③同様に順番に導きだす

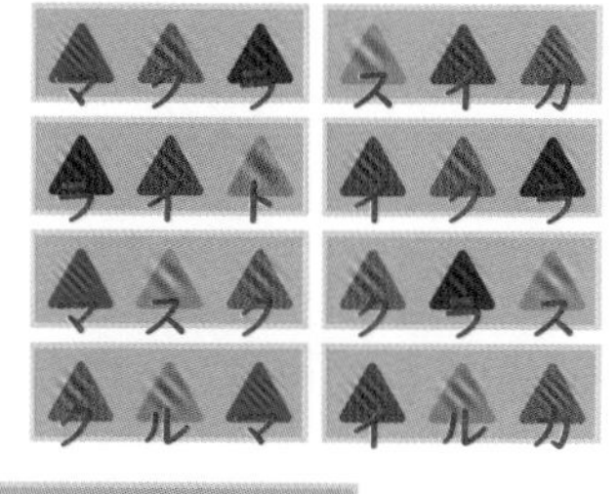

▲▲▲▲ = マラカス

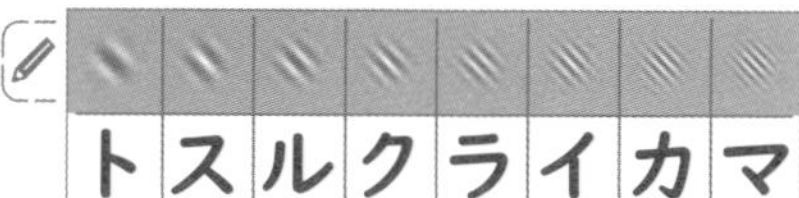

Q. 同じマークには同じカタカナが入ります。マークのカードはカタカナのカードのいずれかに対応しています。？に入る 4 文字のカタカナは何ですか。

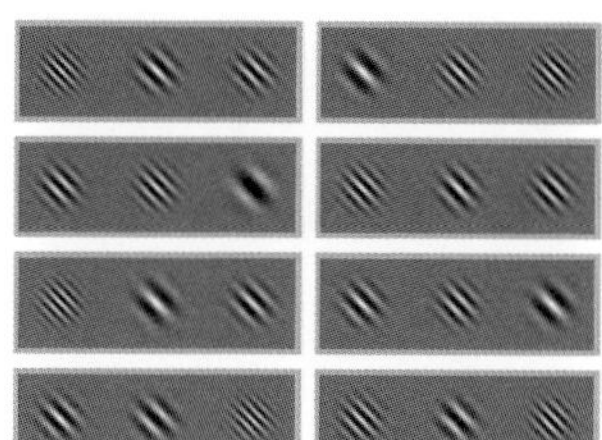

ライト	イクラ	クラス	イルカ
スイカ	マクラ	マスク	クルマ

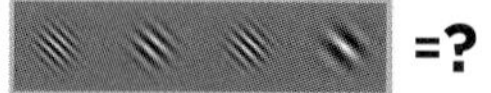 =?

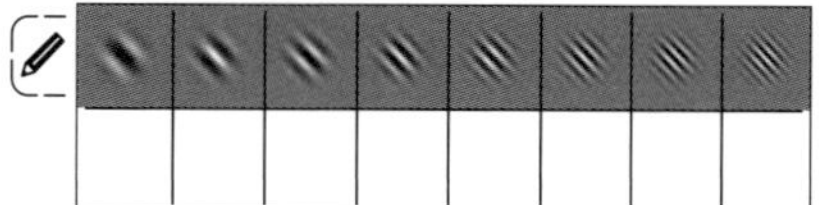

28日目

解答

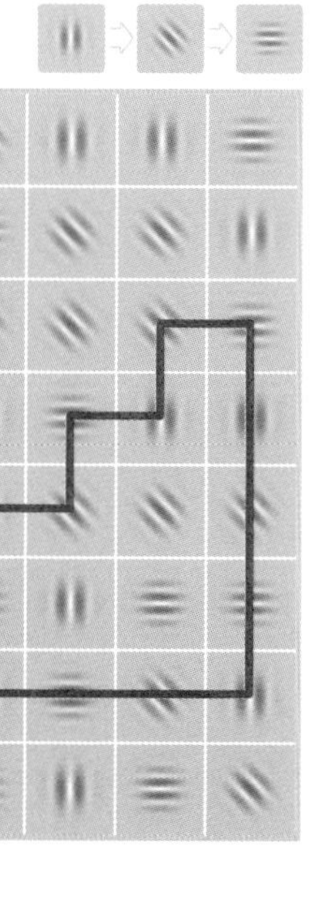

Q. 下記の順をくり返しながらゴールまで進んでください。

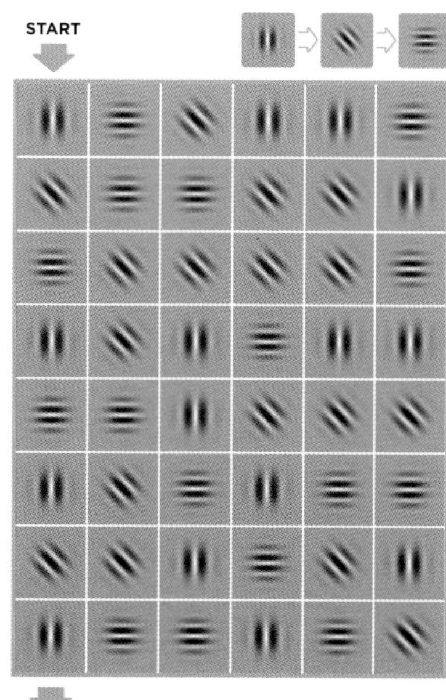

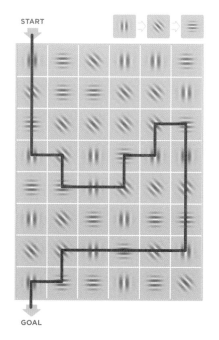

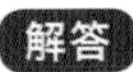

Q. ◆からスタートし、★まで進んでください。マークに到達すると、同じ縞数のマークのところまでワープします。

29日目

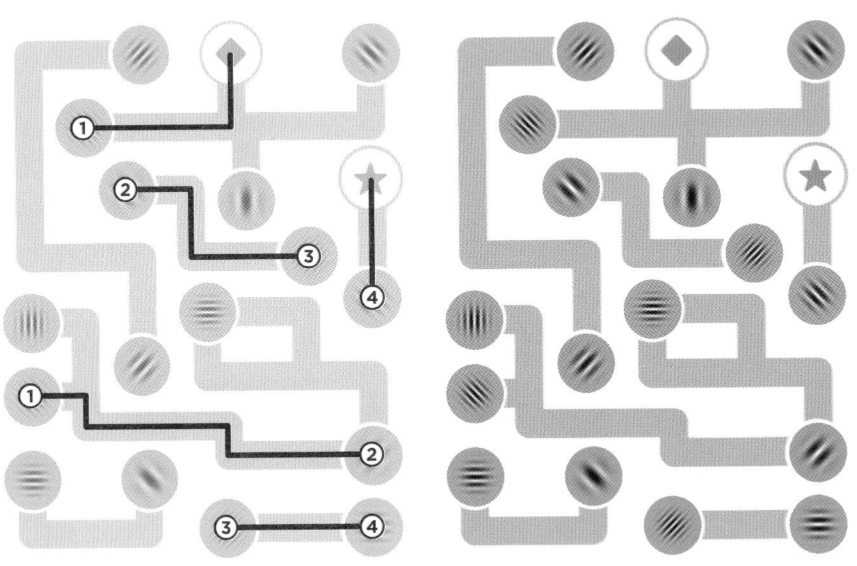

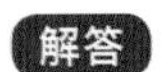

Q. AとBの違いを2か所見つけてください。

30日目

A

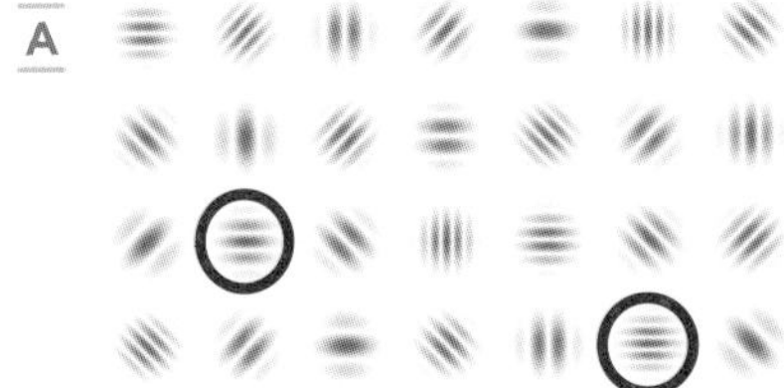

A

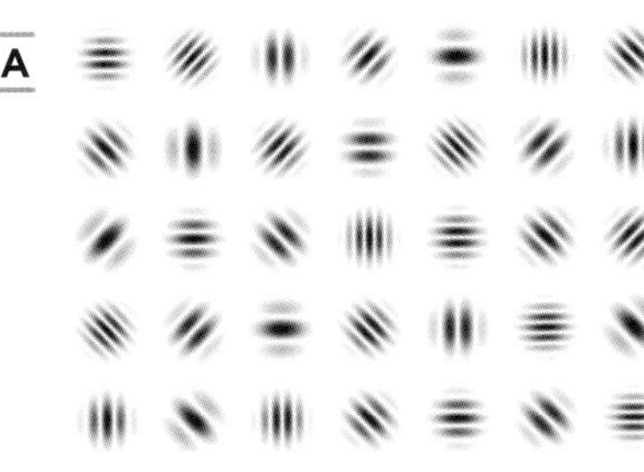

B

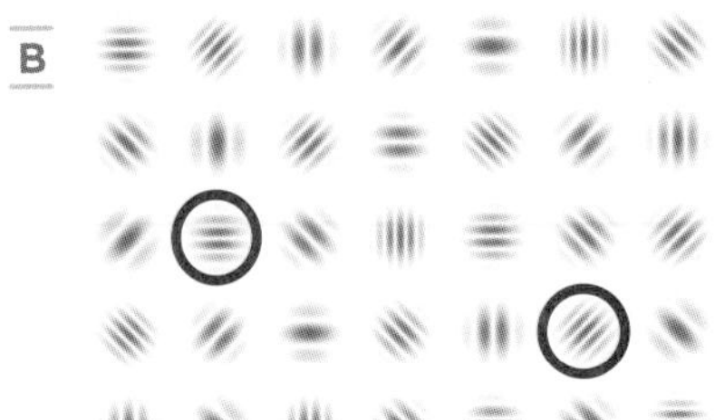

B

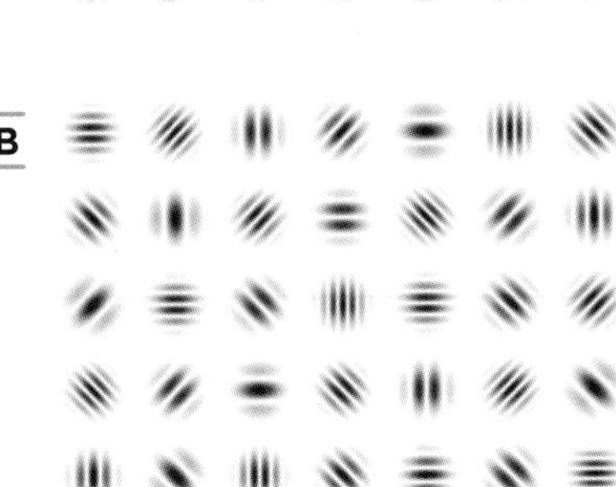

31日目

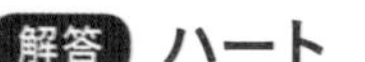

解答 ハート

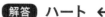

※唇、ダイヤモンド、心臓、キツネ、口を開けた魚などでもOKです

Q. あるマークを同じマーク同士で線でつないでいくと、ある図形になります。どんな図形ですか。ただし、三角形・四角形ではありません。

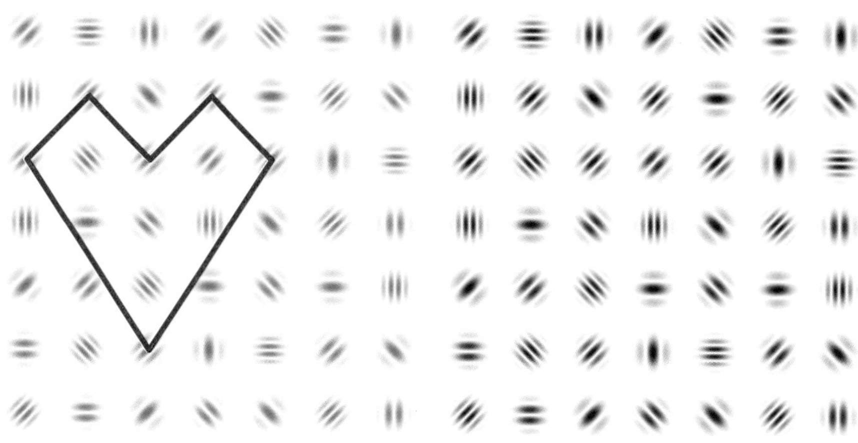

32日目

解答

Q. 上のグループにあって、下のグループにはないマークはどれ。マークは左右に回転します。

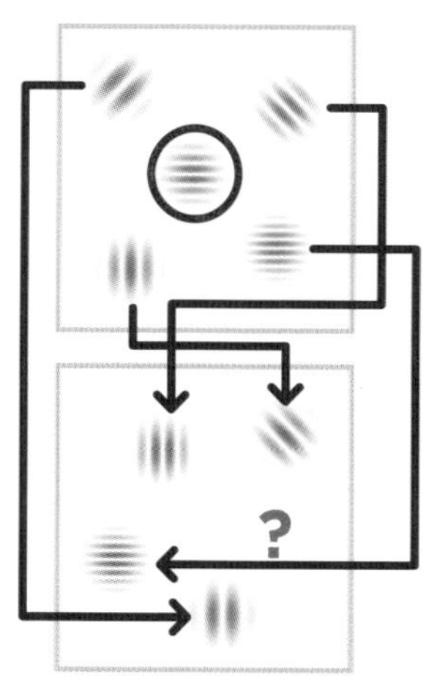

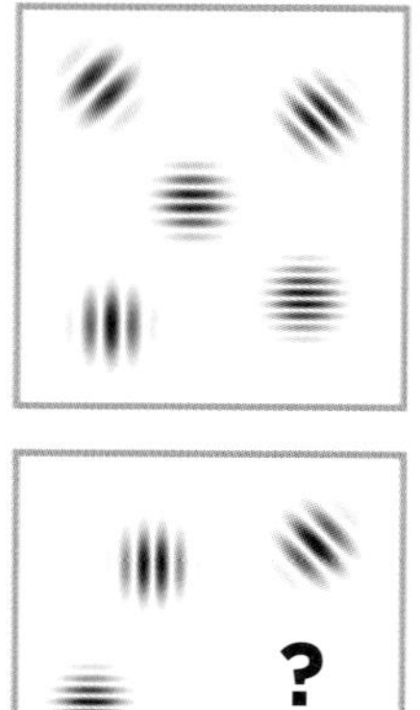

A 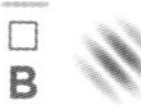

B 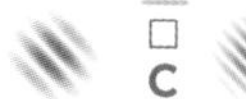

C 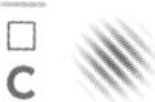

D 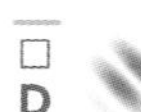

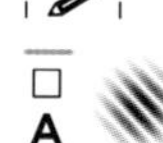

A 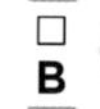

B 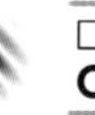

C 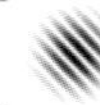

D 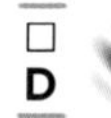

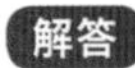

Q. 上のグループにあって、下のグループにはないマークはどれ。マークは左右に回転します。

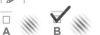

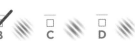

33日目

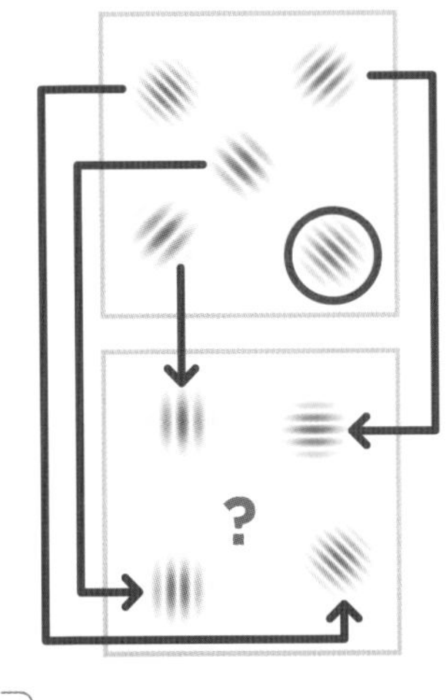

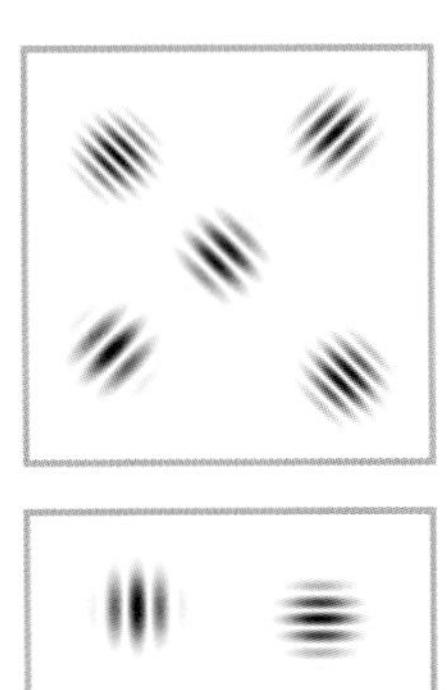

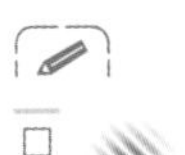

A B C D

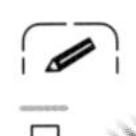

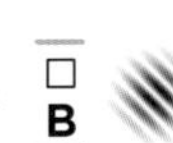

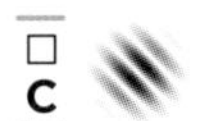

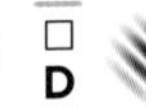

A B C D

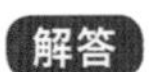

Q. 組み合わせが同じグループはどれとどれですか。マークは左右に回転します。

34日目

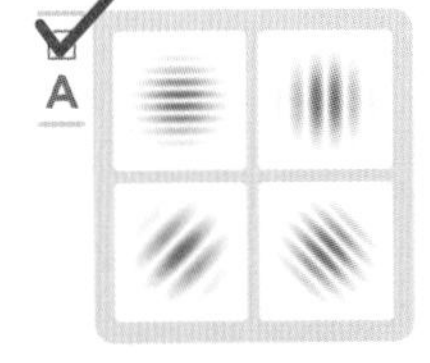

A

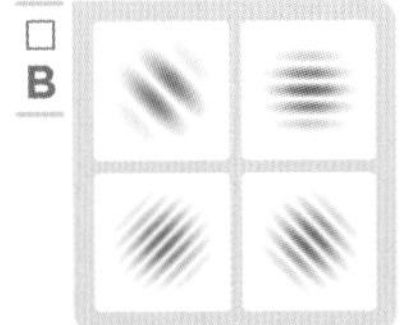

B

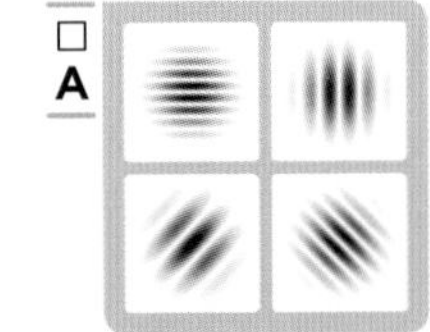

A

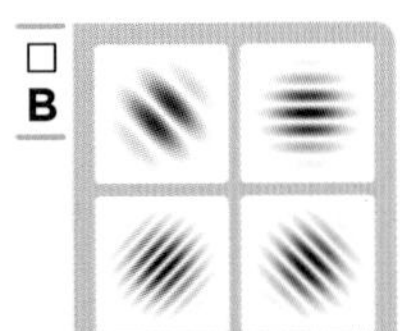

B

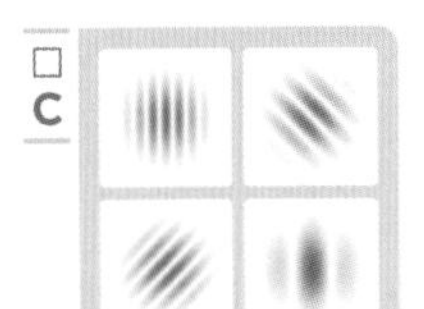

C

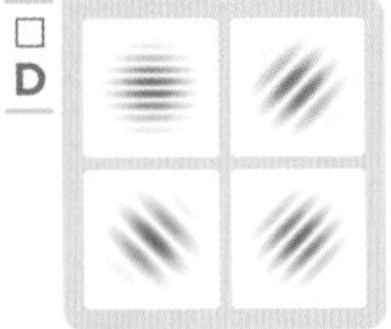

D

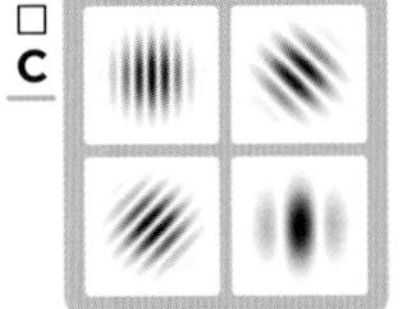

C

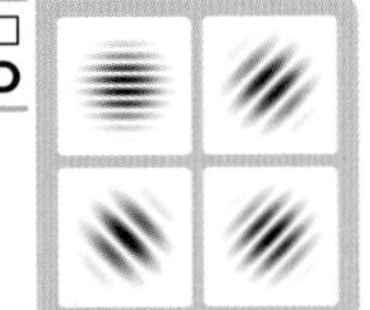

D

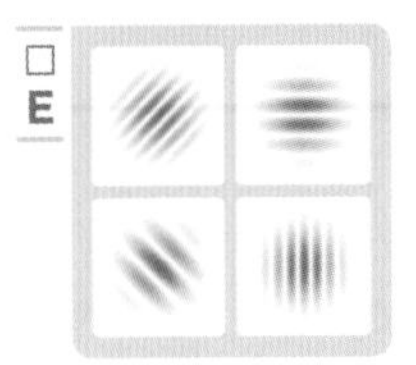

E

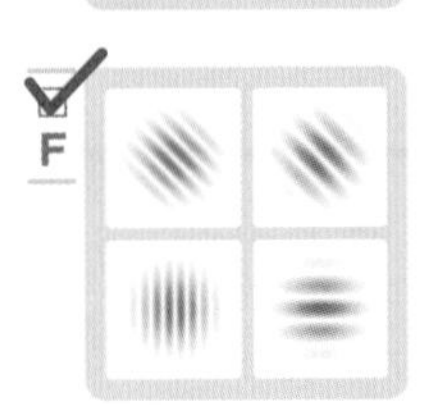

F

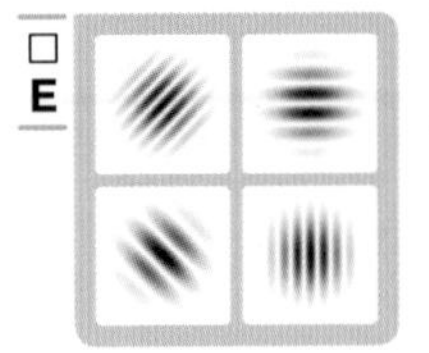

E

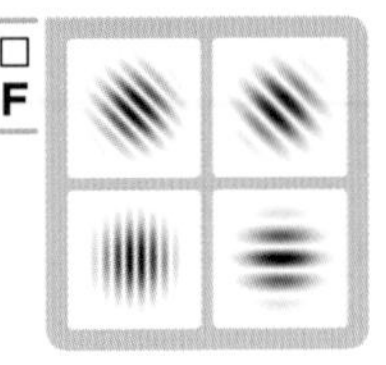

F

35日目

解答 ← Q. 同じ縞の数のマーク同士を線でつないでください。ただし、1つのマスは1度しか通過できません。マークの上は通過できません。

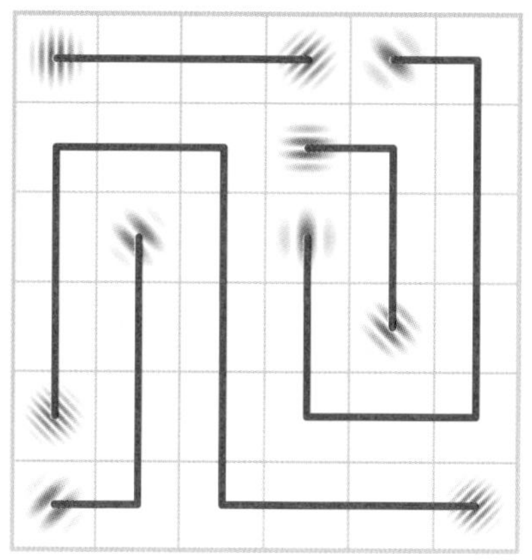

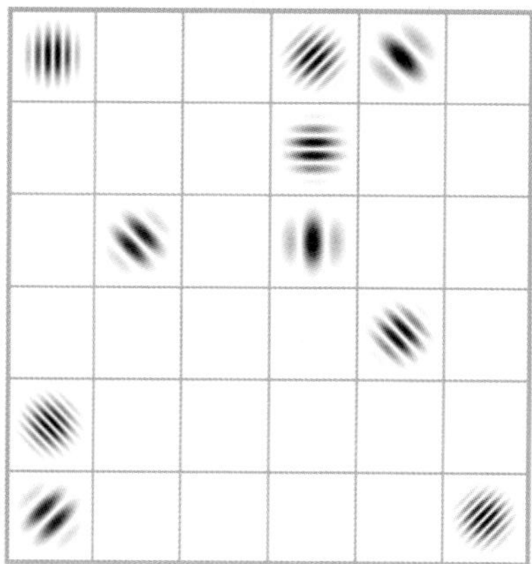

36日目

解答 ← Q. 次のなかから好きなマークを選び、それと同じマークを全部探し出してください。全部見つけ終わったら、別のマークを選び、同じことをくり返してください。

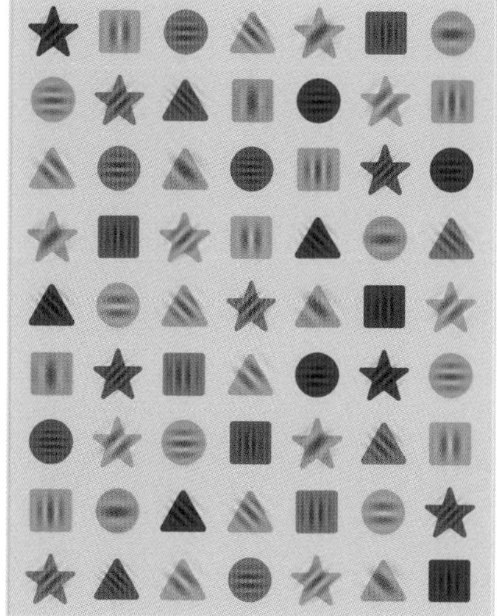

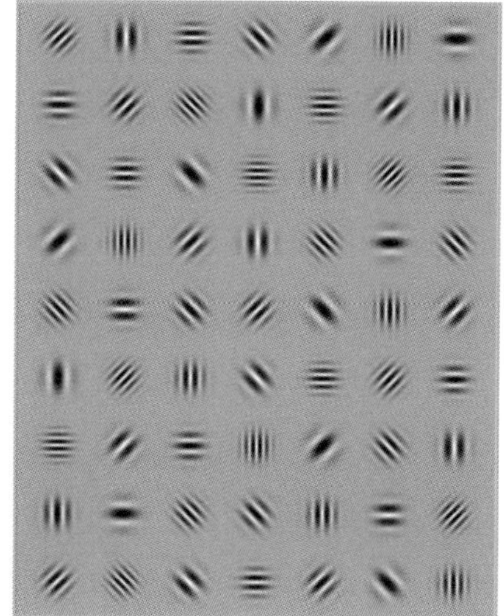

解答 ←――― **Q.** 次のなかから好きなマークを選び、それと同じマークを全部探し出してください。全部見つけ終わったら、別のマークを選び、同じことをくり返してください。

37日目

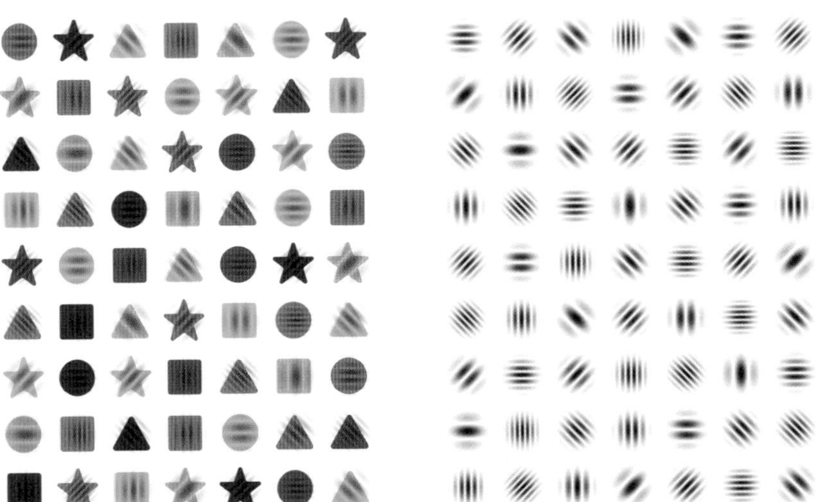

解答 4個 ←――― **Q.** と同じマークはいくつありますか。

38日目

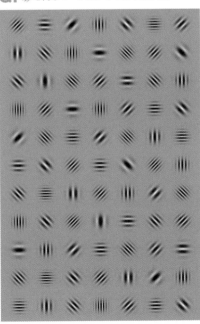

39日目

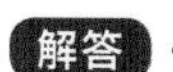

解答

Q. ある法則にしたがってマークが並んでいます。？のマスにはA～Dのどれが入りますか。

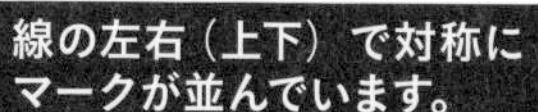

線の左右（上下）で対称にマークが並んでいます。

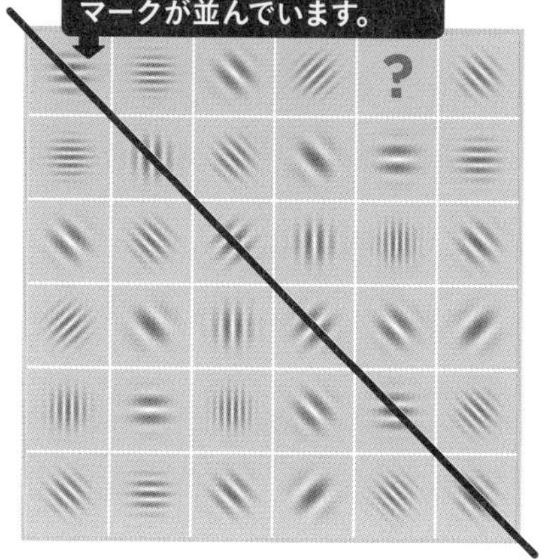

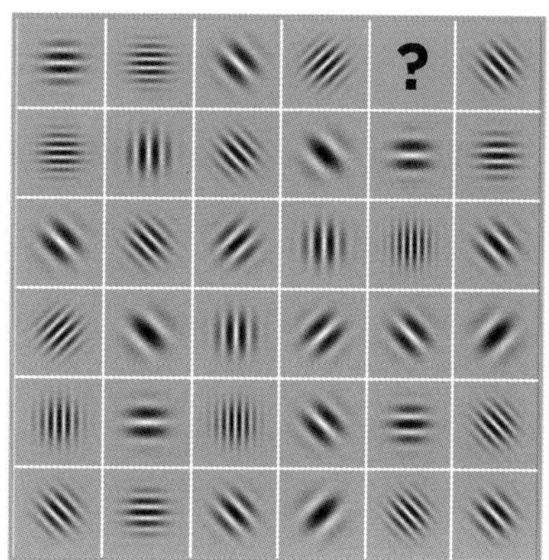

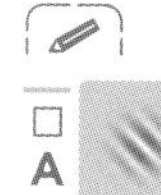

☐ A 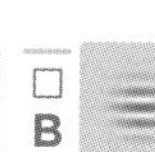 ☐ B 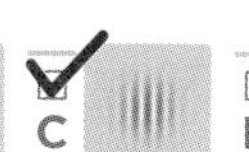 ☑ C 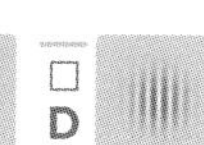 ☐ D

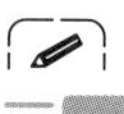

☐ A 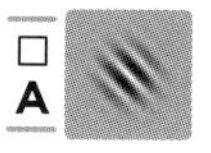 ☐ B 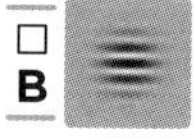 ☐ C 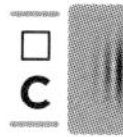 ☐ D 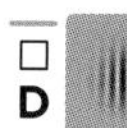

40日目

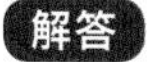

解答

Q. ある法則にしたがってマークが並んでいます。？のマスにはA～Cのどれが入りますか。マークは左右に回転します。

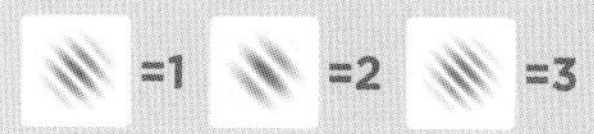

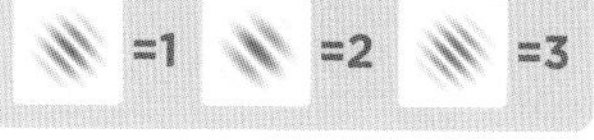

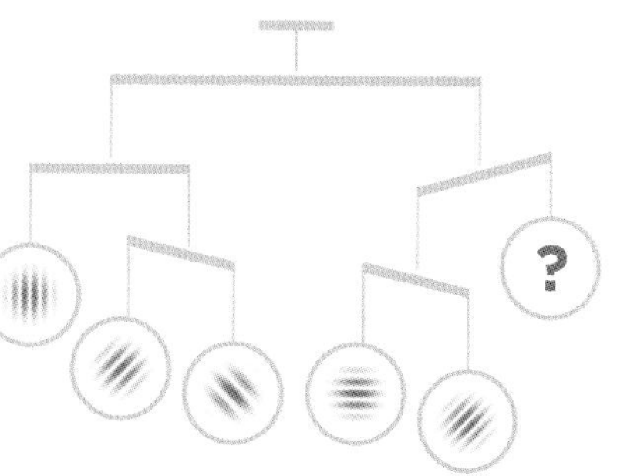

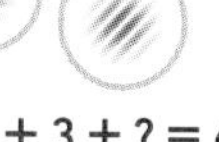

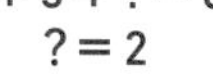

3＋1＋2＝6

1＋3＋？＝6
？＝2

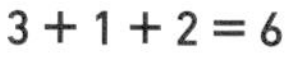

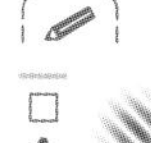

☐ A 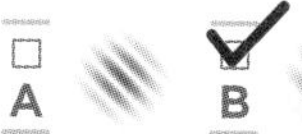 ☑ B 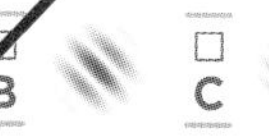 ☐ C

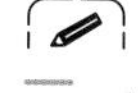

☐ A  ☐ B 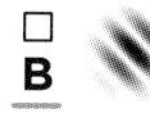 ☐ C 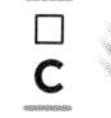

41日目

解答 ←

Q. それぞれのマークに数字を当てはめて計算してください。向きが変わっても縞の数が同じマークは同じ数字を当てはめてください。

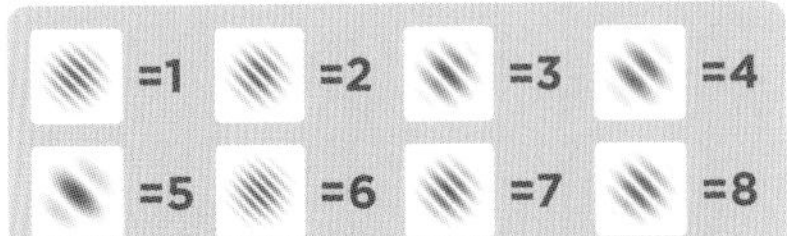

+ = 2　+ = 9

+ = 6　+ = 4

+ = 8　+ = 14

+ = 8　+ = 9

+ = 13　+ = 13

=1 =2 =3 =4

=5 =6 =7 =8

+ =　+ =

+ =　+ =

+ =　+ =

+ =　+ =

+ =　+ =

42日目

解答 ←

Q. 重い順に１～４の数字を書き入れてください。マークは回転しても同じ重さです。

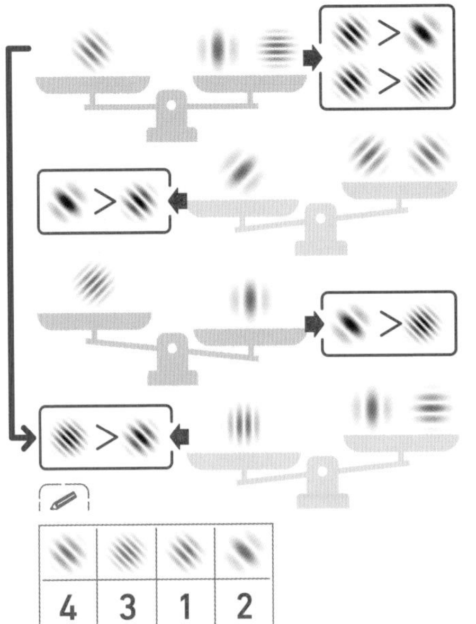

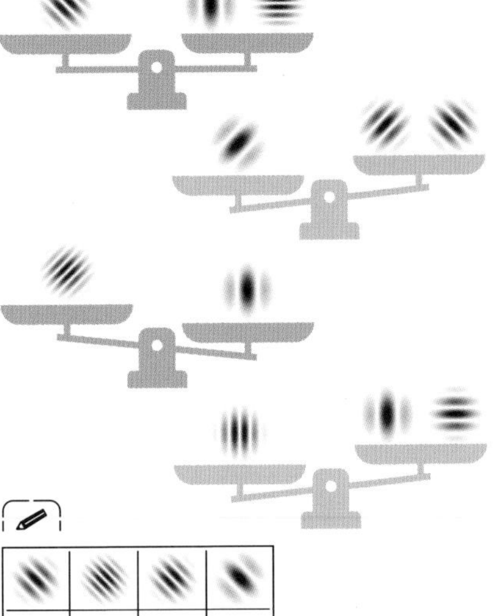

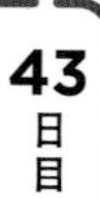
43日目

解答

Q. 下記の順をくり返しながらゴールまで進んでください。

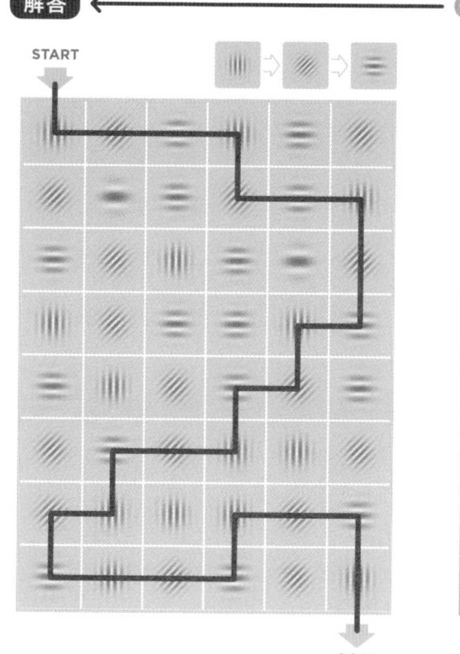

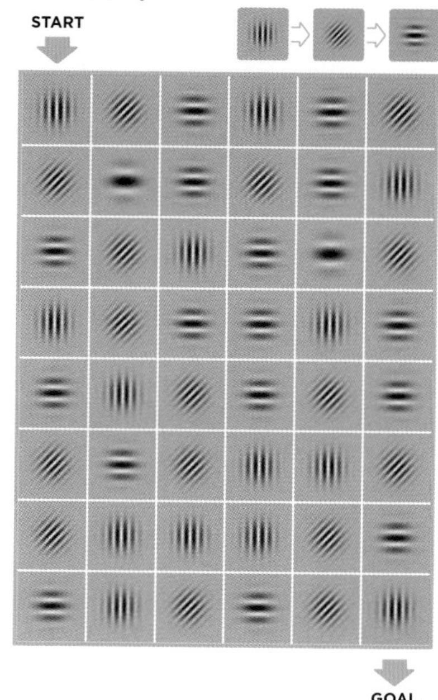

44日目

解答 矢（矢印）

※矢羽、若葉マーク、口を開けた魚、キツネなどでもOKです

Q. あるマークを同じマーク同士で線でつないでいくと、ある図形になります。どんな図形ですか。ただし、三角形・四角形ではありません。

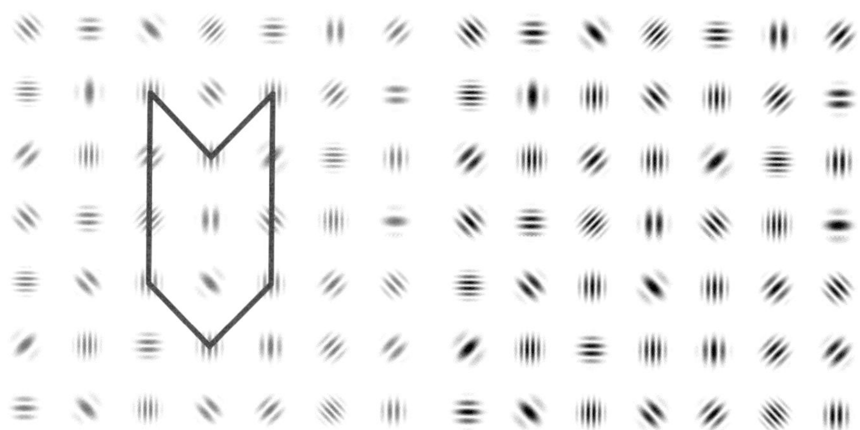

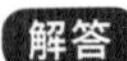

Q. AとBの違いを3か所見つけてください。

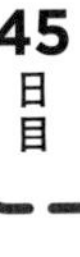

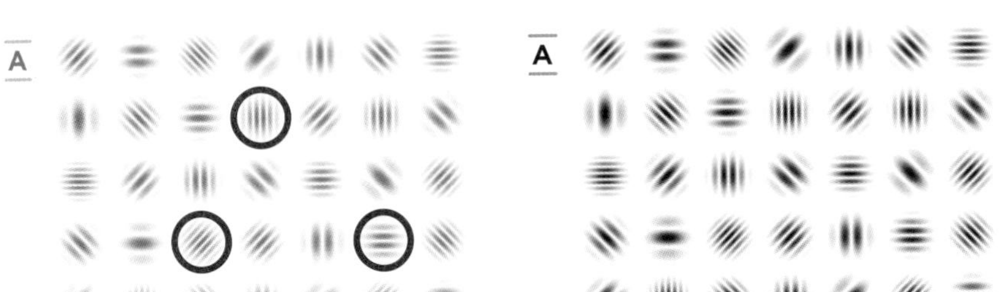

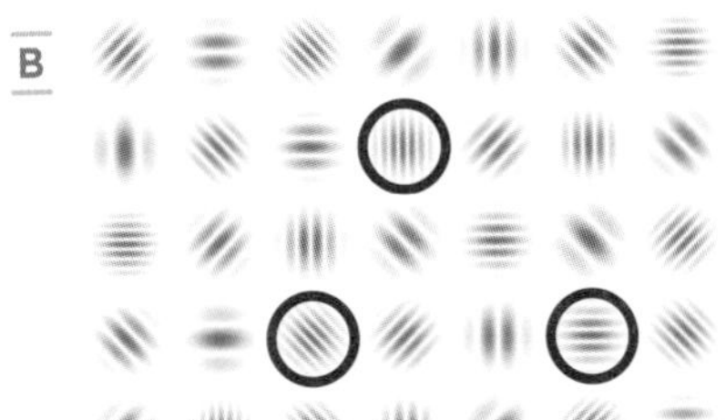

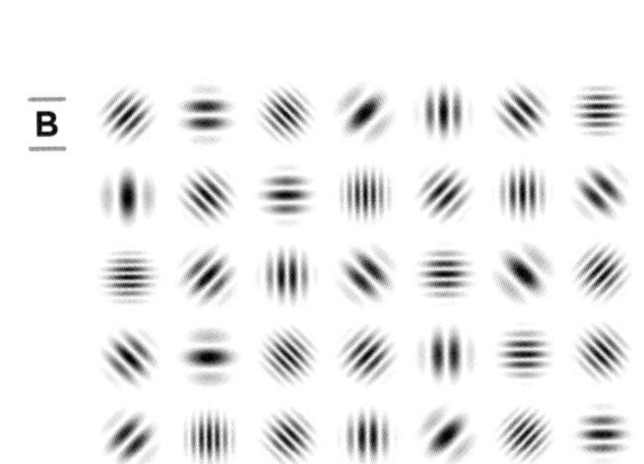

解答

Q. 上のグループにあって、下のグループにはないマークはどれ。マークは左右に回転します。

46日目

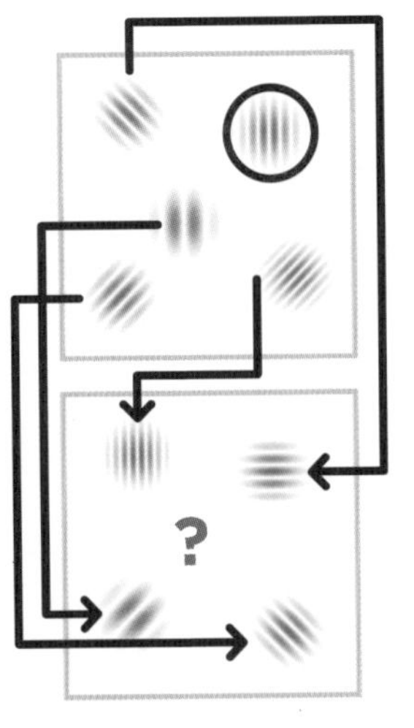

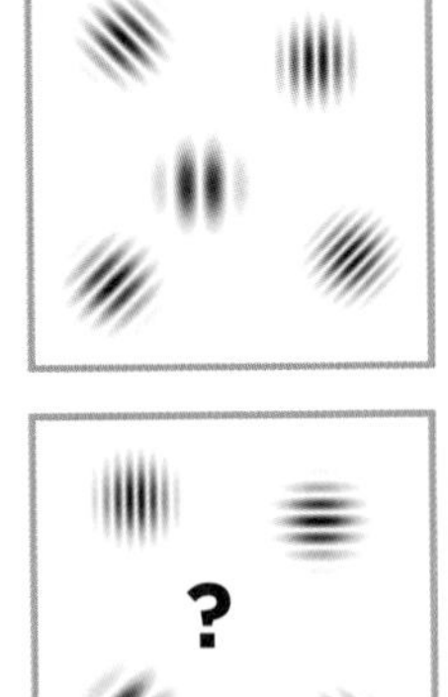

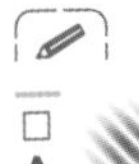

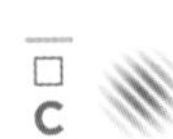

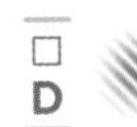

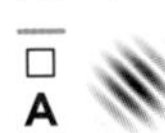

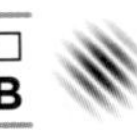

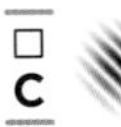

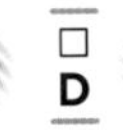

47日目

解答

Q. 上のグループにあって、下のグループにはないマークはどれ。マークは左右に回転します。

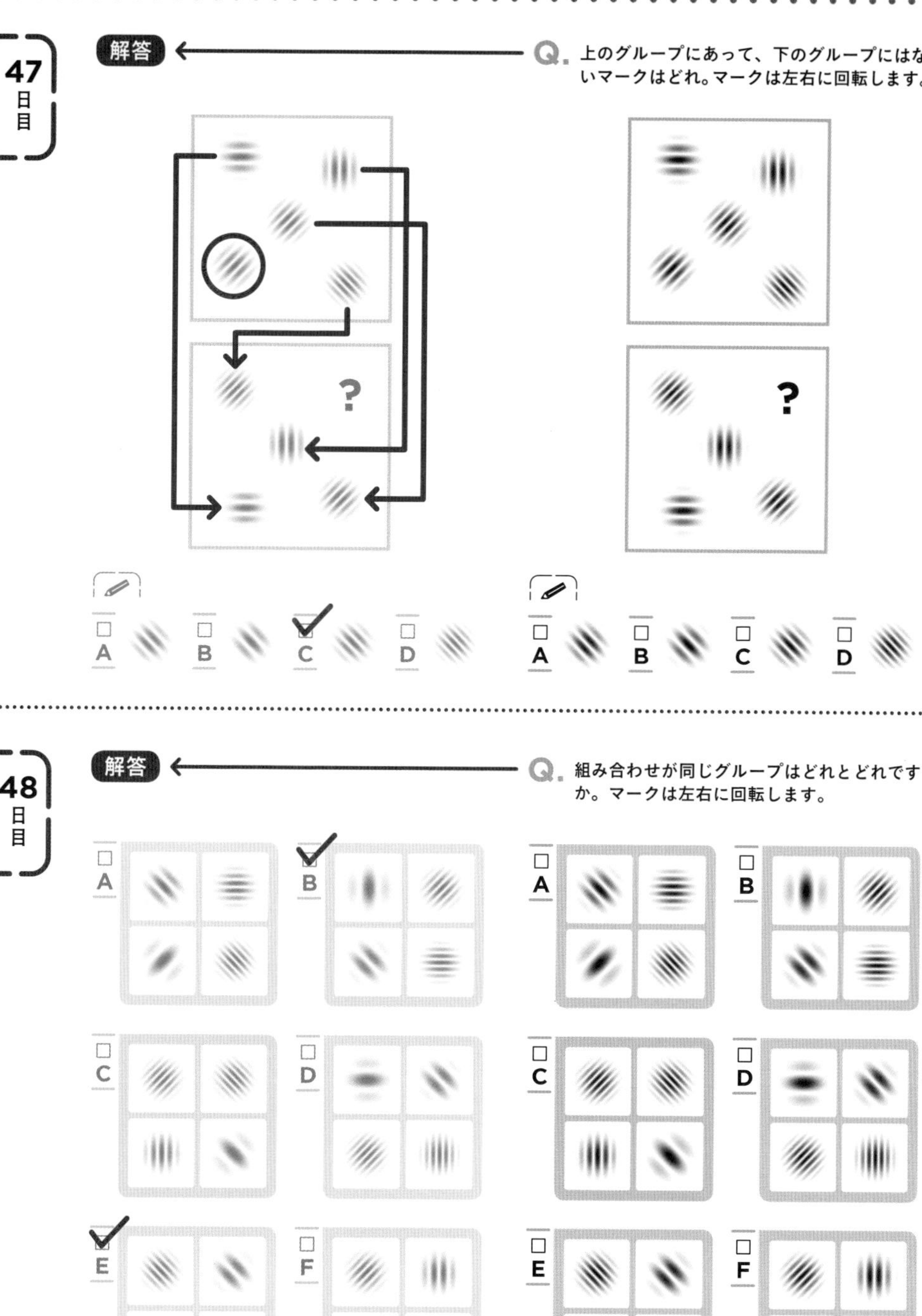

48日目

解答

Q. 組み合わせが同じグループはどれとどれですか。マークは左右に回転します。

解答 ←

Q. 同じ縞の数のマーク同士を線でつないでください。ただし、1つのマスは1度しか通過できません。マークの上は通過できません。

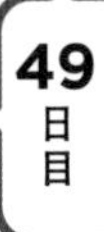

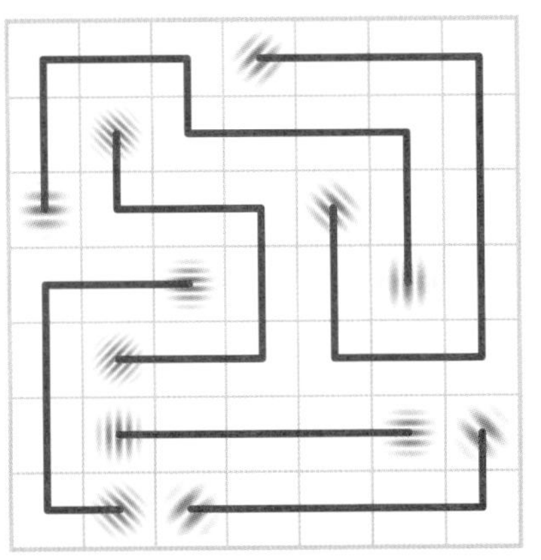

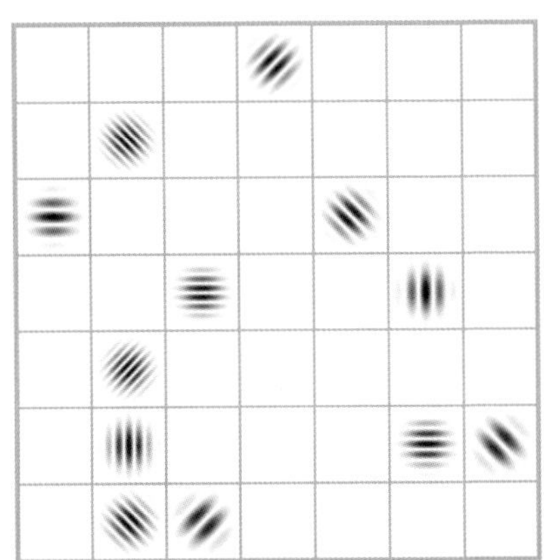

解答 ←

Q. ある法則にしたがってマークが並んでいます。？のマスにはA～Dのどれが入りますか。

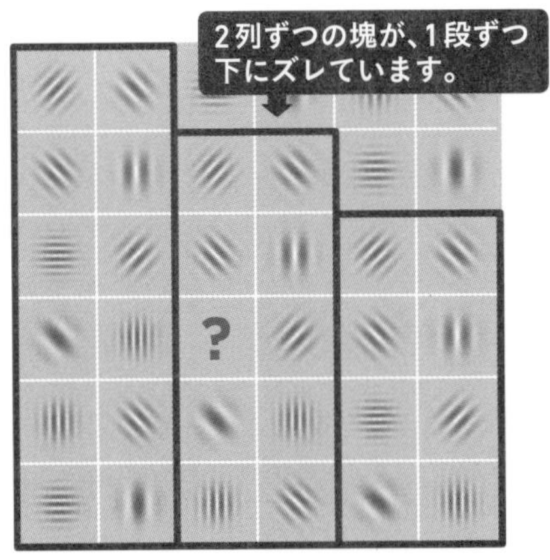

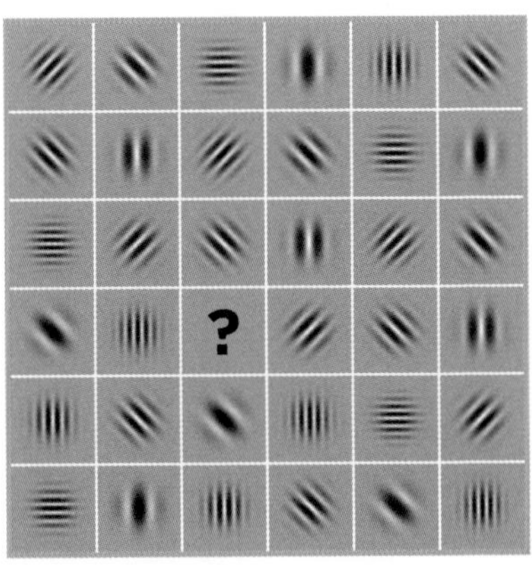

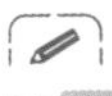

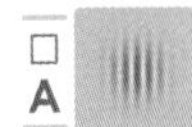

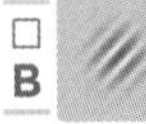

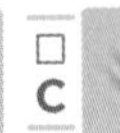

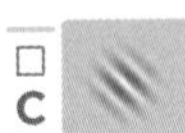

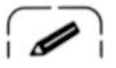

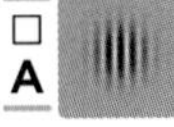

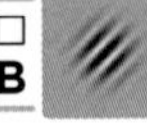

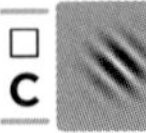

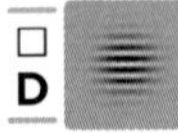

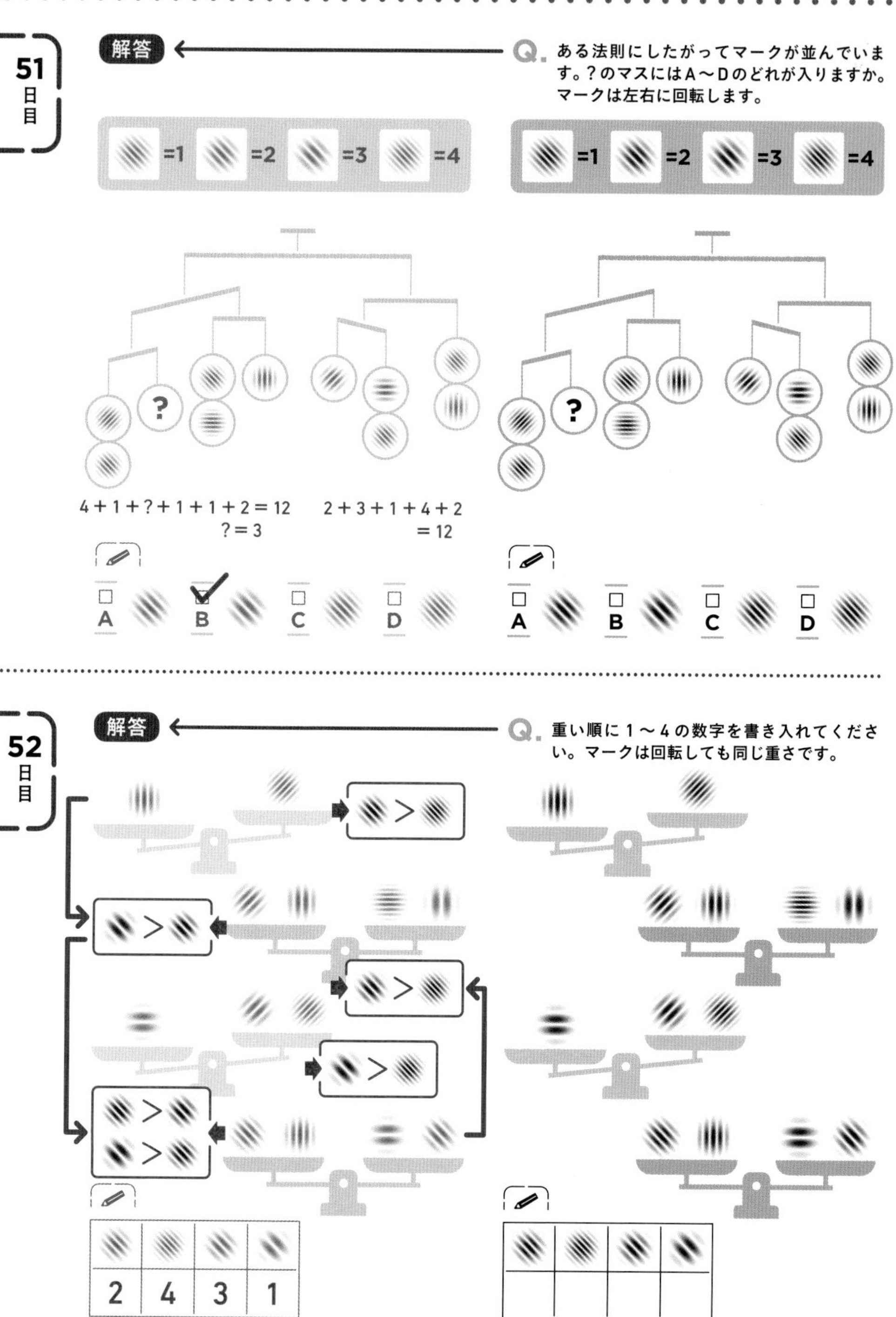
51
日目
解答
Q. ある法則にしたがってマークが並んでいます。？のマスにはA～Dのどれが入りますか。マークは左右に回転します。
=1
=2
=3
=4
?
4＋1＋？＋1＋1＋2＝12
？＝3
2＋3＋1＋4＋2
＝12
A
B
C
D
52
日目
解答
Q. 重い順に1～4の数字を書き入れてください。マークは回転しても同じ重さです。
>
2
4
3
1

53日目

解答 ←

Q. 下記の順をくり返しながらゴールまで進んでください。

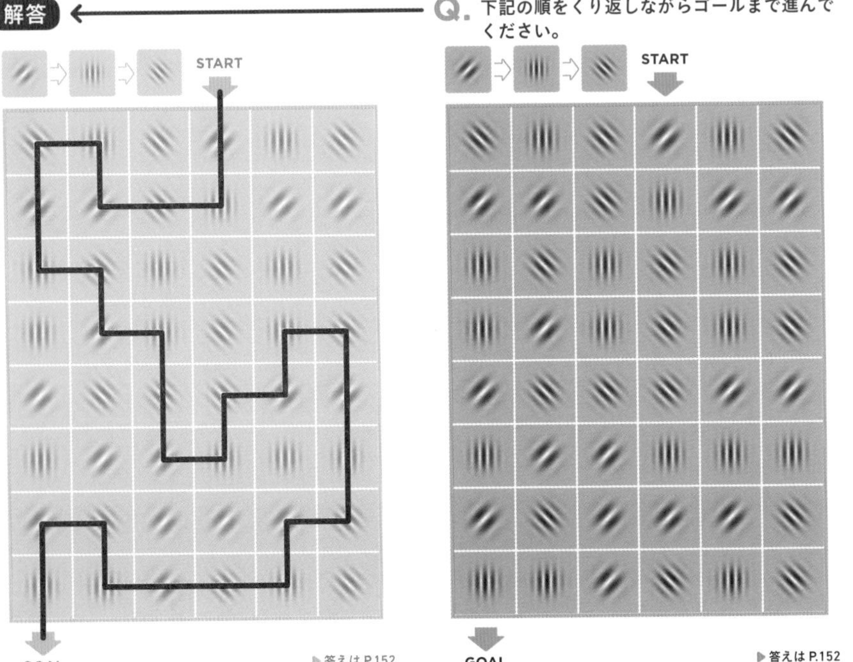

▶答えはP.152

▶答えはP.152

54日目

解答 ←

Q. 次のなかから好きなマークを選び、それと同じマークを全部探し出してください。全部見つけ終わったら、別のマークを選び、同じことをくり返してください。

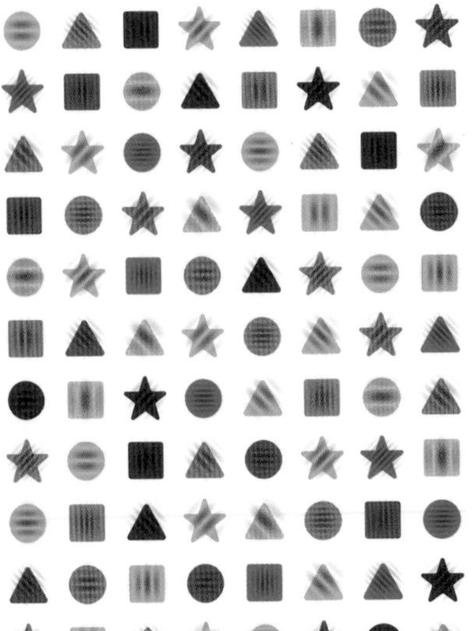

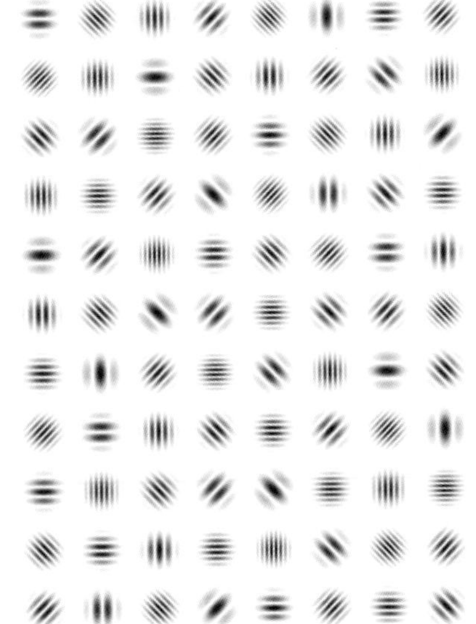

55日目

解答

Q. 次のなかから好きなマークを選び、それと同じマークを全部探し出してください。全部見つけ終わったら、別のマークを選び、同じことをくり返してください。

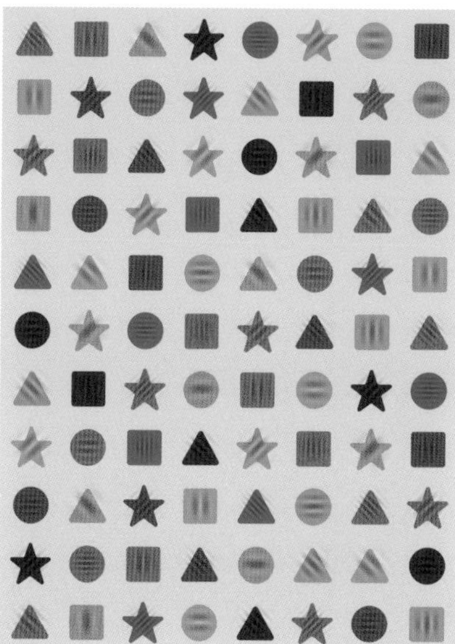

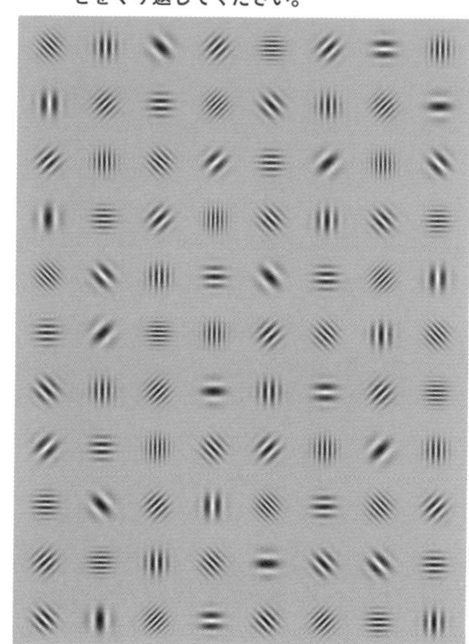

56日目

解答 ダイヤモンド

※チューリップ、逆さ五角形などでもOKです

Q. あるマークを同じマーク同士で線でつないでいくと、ある図形になります。どんな図形ですか。ただし、三角形・四角形ではありません。

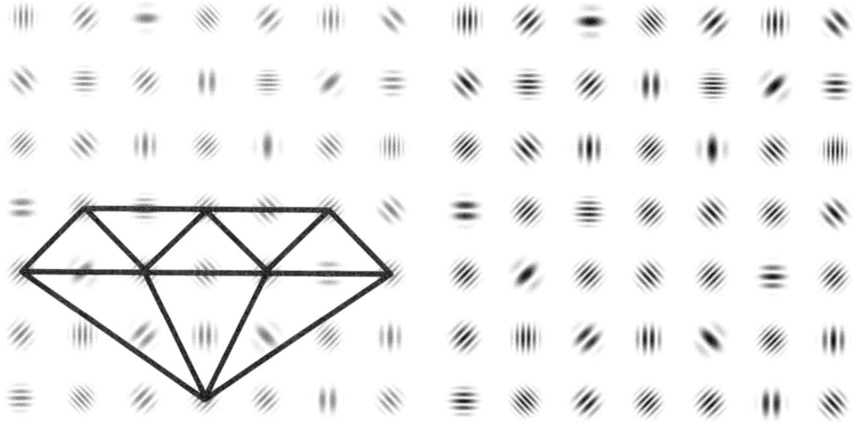

おわりに

ここまで実践いただき、ありがとうございます。「ガボール・アイ」、いかがだったでしょうか？　このメソッドは「視力がどんなに悪くても、必ずよくなる」「近視・老眼を一気に改善する」「病気も治せる」というものではありません。

あくまで「現状の目の使い方を、自力で整えていく手法」であるため、わずか数分間では目覚ましい効果を感じられないかもしれません。

きちんと実験に取り組んだくれたモニターさんの感想を集約すると、「今までよりも見えやすくなった」という声を7割の方からいただけました。効果の指標は「視力検査」という数値の世界だけに限りません。日常生活において、効き目を実感している方も多くいらっしゃいます。たとえば「今までより読書がしやすくなった」「新聞が読みやすくなった」「肩こりが解消した」など、喜びの声を多数いただいています。

視力の低下に気づいた途端、「少しでも何かできないか？」と模索される患者さんは多いものです。そのようなとき、眼科医としては「あなたにできることは、手術や薬に頼るしかない」というほうが楽です。しかしそう告げると、「エビデンスのない、安易な方法」

を探し始める患者さんが、必ずいらっしゃるのです。そのような方法は、たいていリスクをはらむものです。健康を損なうリスク、経済的な打撃を与えるリスク……。しかし「効果が少しでもあるなら」とリスクに目をつむり、安易な方法に傾倒していく患者さんを見るたび、私はやるせなく思っていました。

そもそも**「なんでもラクして治せる」という治療法など存在しない、と考えておいたほうがよいでしょう。**私は、たとえ〝地味〟に見えても**「ある程度の根拠があり、ある程度の効果を期待できる書籍をつくること」**をモットーに執筆活動を続けてきました。

もちろん、賛否はあるかもしれません。しかし、私が作品を投じることで「世の中を少しでもよい方向に変えていければ」と願っています。

パズル化に尽力してくださった北村良子さん、内容をわかりやすくしてくださった山守麻衣さん、研究に協力してくれた「彩の国東大宮メディカルセンター」の仲間、職場である二本松眼科病院の仲間、サポートしてくれた家族、そして助言をくださった多くのみなさまに感謝です。本書をきっかけに、多くの方に目の大切さを知っていただければと思います。もし異常を少しでも感じたら、臆せず眼科を受診し、不調を取り除いてください。「一生いい目で、人生を全うできる人」が増えることを願っています。

参考文献

1) Improving myopia via perceptual learning: is training with lateral masking the only (or the most) efficacious technique? Camilleri R, Pavan A, Ghin F, Campana G. Atten Percept Psychophys. 2014 Nov;76 (8):2485-94.

2) Computer-based primary visual cortex training for treatment of low myopia and early presbyopia. Durrie D, McMinn PS. Trans Am Ophthalmol Soc. 2007;105:132-8;

Making perceptual learning practical to improve visual functions. Polat U. Vision Res. 2009 ;49(21):2566-73

Training the brain to overcome the effect of aging on the human eye. Polat U, Schor C, Tong JL, Zomet A, Lev M, Yehezkel O, Sterkin A, Levi DM. Sci Rep. 2012;2:278.

Improving vision among older adults: behavioral training to improve sight. DeLoss DJ, Watanabe T, Andersen GJ. Psychol Sci. 2015 Apr;26(4):456-66.

Vision improvement in pilots with presbyopia following perceptual learning. Sterkin A, Levy Y, Pokroy R, Lev M, Levian L, Doron R, Yehezkel O, Fried M, Frenkel-Nir Y, Gordon B, Polat U. Vision Res. 2017 : S0042-6989(17)30205-5.

Gains following perceptual learning are closely linked to the initial visual acuity. Yehezkel O, Sterkin A, Lev M, Levi DM, Polat U. Sci Rep. 2016 Apr 28;6:25188

Perceptual learning in children with visual impairment improves near visual acuity. Huurneman B, Boonstra FN, Cox RF, van Rens G, Cillessen AH. Invest Ophthalmol Vis Sci. 2013 Sep 17;54(9):6208-16.

Vision restoration training for glaucoma: a randomized clinical trial. Sabel BA, Gudlin J. JAMA Ophthalmol. 2014 Apr 1;132(4):381-9.

Computer based vision restoration therapy in glaucoma patients: a small open pilot study. Gudlin J, Mueller I, Thanos S, Sabel BA. Restor Neurol Neurosci. 2008;26(4-5):403-12.

Vision restoration after brain and retina damage: the "residual vision activation theory". Sabel BA, Henrich-Noack P, Fedorov A, Gall C. Prog Brain Res. 2011;192:199-262

Michele Brollo et al.Perceptual learning improves contrast sensitivity, visual acuity, and foveal crowding in amblyopia. Restor Neurol Neurosci 2017;35(5):483-496

Jenni Deveau et al.Improved vision and on-field performance in baseball through perceptual learning. Curr Biol. 2014 Feb 17;24(4):R146-7

Xiang-Yun Liu et al.Dichoptic Perceptual Training in Children With Amblyopia With or Without Patching History. Invest Ophthalmol Vis Sci. 2021 May; 62(6): 4.

文献2）は裸眼視力の改善を認めたものです（矯正視力改善は成人弱視の研究があります）。非介入群とも比較していて、何もしていない人は視力の改善は認められませんでした。調節・屈折といわれる目の指標は変わっていなかったので、脳による影響と考えられます。
「ガボール・アイ」はこれらの研究のやり方を応用したものです。視力は0.1以上ある人 の方が改善が良好です。

著者略歴

平松 類（ひらまつ・るい）
眼科医／医学博士

愛知県田原市生まれ。二本松眼科病院副院長、三友堂病院非常勤医師。受診を希望する人は北海道から沖縄まで全国に及ぶ。専門知識がなくてもわかる歯切れのよい解説が好評でメディアの出演が絶えない。現在YouTube「眼科医平松類チャンネル」（登録者5万人以上）で無料で情報発信を行っている。NHK『あさイチ』、TBSテレビ『ジョブチューン』、フジテレビ『バイキング』、テレビ朝日『林修の今でしょ！講座』、テレビ 東京『主治医が見つかる診療所』、TBSラジオ『生島ヒロシのおはよう一直線』、『読売新聞』、『日本経済新聞』、『毎日新聞』、『週刊文春』、『週刊現代』、『文藝春秋』、『女性セブン』などでコメント・出演・執筆等を行う。
著書は『1日3分見るだけでぐんぐん目がよくなる！ガボール・アイ』『老人の取扱説明書』『認知症の取扱説明書』（SBクリエイティブ）、『老眼のウソ』『その白内障手術、待った！』『緑内障の最新治療』（時事通信社）など多数。

1日3分楽しむだけで勝手に目がよくなる！
ガボール・アイ

2021年 7月30日　初版第1刷発行
2024年 7月29日　初版第8刷発行

著　者　平松 類
発行者　出井貴完
発行所　SBクリエイティブ株式会社
〒105-0001　東京都港区虎ノ門2-2-1

装丁・本文デザイン　細山田デザイン事務所
D T P　間野 成
イラスト　須山奈津希
編集協力　山守麻衣
問題作成　パズル作家・北村良子（イーソフィア）
企画協力　おかのきんや
編集担当　杉本かの子
印刷・製本　三松堂印刷株式会社

本書をお読みになったご意見・ご感想を
下記URL、またはQRコードよりお寄せください。

https://isbn2.sbcr.jp/11460/

ISBN 978-4-8156-1146-0

＼ スマートフォン、タブレット、パソコンで いつでもどこでもできる！ ／

ガボール・アイ Pocket

ちょっとした空き時間に「ガボール・アイ」を行いたい。でも手元に本がない！ ということも多いもの。継続するためには、いつでもどこでもできると便利ですよね。そこで、本書では特別にPocket版をご用意しました。これならスマートフォンやタブレットでいつでもどこでもできますし、パソコンで仕事の合間に行うことも可能。ただし、Pocket版は十分効果がありますが、紙のほうがより効果的です。ご自宅では本書、外出先ではPocket版などと使い分けることをおすすめします。Pocket版は、下記のQRコードを読み取るかURLからダウンロードください。パスワードは本書の22ページに記載しています。

※解答はPocket版には入っておりません。本書でご確認ください。

URL https://ul.sbcr.jp/gabor-sp

巻末付録 「老眼測定用」視力検査表

- **30センチ**離れたところから、この視力検査票を見ます
- リングの欠けた部分が、どこにあるのかが見えるかどうかをチェックします。欠けた部分がわかる一番小さなリングに該当する数字が、視力となります
- 右目、左目、両目のそれぞれでチェックしてください

※メガネやコンタクトレンズは**つけたままでOK**です。ただし老眼鏡の場合は、外してください
※近視の測定は、切りとり式付録の「近視測定用」視力検査票を使います

「老眼測定用」視力検査表［巻末付録］
0.1
0.2
0.3
0.4
0.5
0.6
0.7
0.8
0.9
1.0
160

切りとり式付録 「近視測定用」視力検査表

- **3メートル**離れたところから、この視力検査票を見ます
- リングの欠けた部分が、どこにあるのかが見えるかどうかをチェックします。欠けた部分がわかる一番小さなリングに該当する数字が、視力となります
- 右目、左目、両目のそれぞれでチェックしてください

※切りとり線で切りとり、壁に貼ってお使いください
※メガネやコンタクトはなるべく外してください。ただし視力が0.1以下の人はつけたまま測定してもかまいません
※**老眼**の測定は、P.160に記載の「老眼測定用」視力検査票を使います

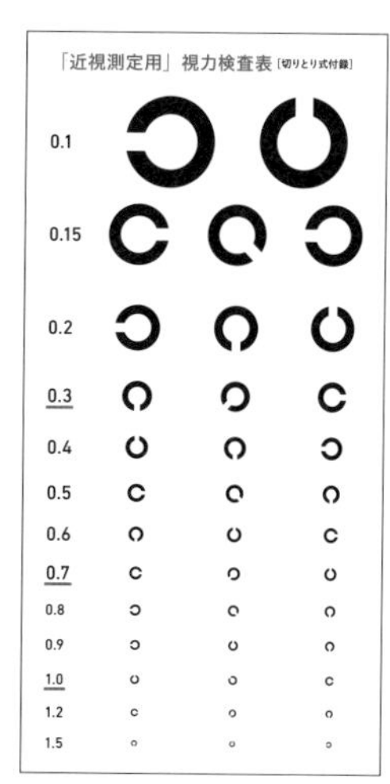

「老眼測定用」視力検査表 ［巻末付録］

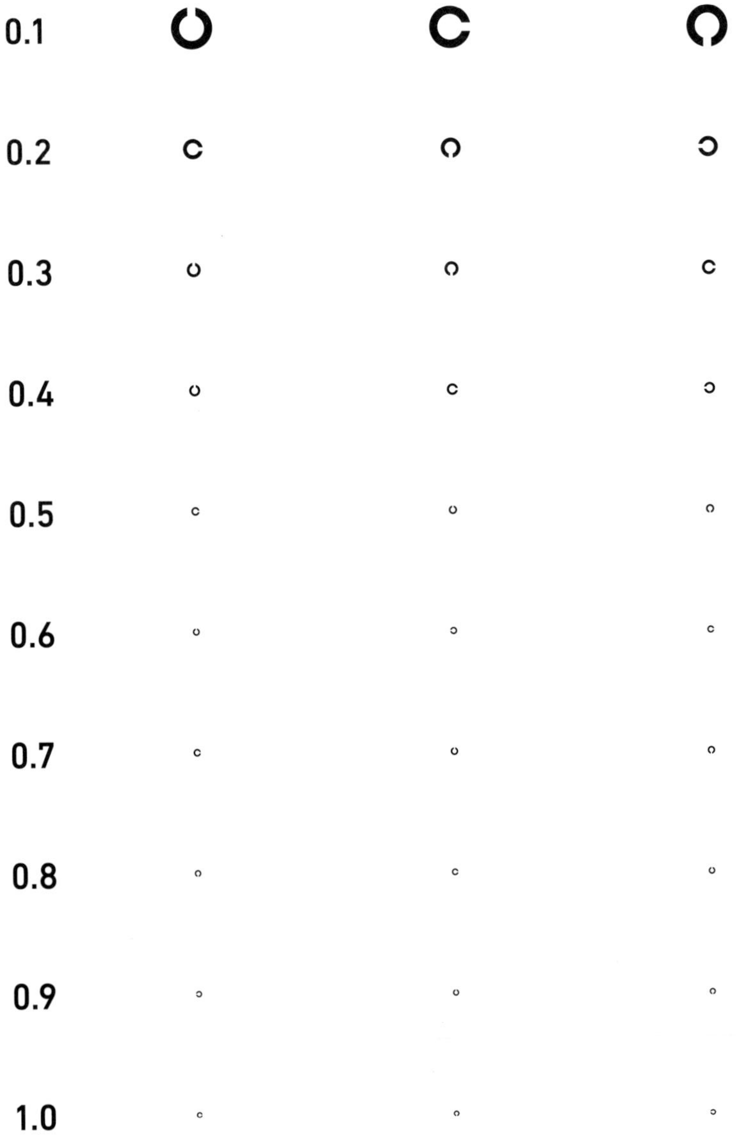

0.1

0.2

0.3

0.4

0.5

0.6

0.7

0.8

0.9

1.0